DE
L'ABLATION DES ANNEXES DE L'UTÉRUS
DANS L'HYSTÉRIE

PAR

Le Dr Henri CASTAGNÉ

Interne des Hôpitaux de Montpellier (Concours 1888)
Ancien Aide de Médecine opératoire à la Faculté
Ancien Chef-Interne des Hôpitaux de Toulon
Membre titulaire et Secrétaire de la Société de Médecine et de Chirurgie pratiques de Montpellier
Membre du Comité de Rédaction du *Montpellier médical*

MONTPELLIER
TYPOGRAPHIE ET LITHOGRAPHIE CHARLES BOEHM
IMPRIMEUR DE L'ACADÉMIE DES SCIENCES ET LETTRES
DE LA SOCIÉTÉ LANGUEDOCIENNE DE GÉOGRAPHIE.

1891

DE

L'ABLATION DES ANNEXES DE L'UTÉRUS

DANS L'HYSTÉRIE

PAR

Le Dr Henri CASTAGNÉ

Interne des Hôpitaux de Montpellier (Concours 1888)
Ancien Aide de Médecine opératoire à la Faculté
Ancien Chef-Interne des Hôpitaux de Toulon
Membre titulaire et Secrétaire de la Société de Médecine et de Chirurgie pratiques
de Montpellier
Membre du Comité de Rédaction du *Montpellier médical*

MONTPELLIER
TYPOGRAPHIE ET LITHOGRAPHIE CHARLES BOEHM
IMPRIMEUR DE L'ACADÉMIE DES SCIENCES ET LETTRES,
DE LA SOCIÉTÉ LANGUEDOCIENNE DE GÉOGRAPHIE.

1891

A MON CHER PÈRE ET A MA MÈRE BIEN AIMÉE

Pourrai-je jamais m'acquitter envers vous !

H. CASTAGNÉ.

A mon Frère Paul CASTAGNÉ

Docteur en Médecine

Médecin de première classe de la Marine.

A mon Frère l'Abbé Raphael CASTAGNÉ

Docteur en Philosophie.

H. CASTAGNÉ.

INTRODUCTION

Pendant notre internat dans le service de M. le professeur Grasset, nous avons eu comme malade une jeune fille atteinte de grande hystérie et chez laquelle l'ablation d'ovaires sclérosés fit disparaître pour un temps les crises convulsives, tout en la laissant hystérique.

C'était pour nous un cas nouveau que nous avons suivi avec intérêt et dans lequel nous avons pris l'idée et le sujet de notre Thèse inaugurale.

Nous ne nous faisons pas illusion sur la difficulté et l'étendue de notre travail : nous avons cherché dans la littérature française et étrangère des faits semblables, et nous avons pu ainsi réunir les éléments de notre Thèse.

Le plan que nous avons suivi est fort simple :

Le premier chapitre est consacré à l'étude de l'hystérie en général.

Le deuxième contient les observations d'oophorectomies pratiquées pour guérir les troubles nerveux.

Dans le troisième et dernier nous discutons la valeur et les indications de l'opération d'après les opinions des hommes les plus autorisés.

M. le professeur Grasset, après nous avoir prodigué les conseils et les encouragements les plus précieux pendant l'année que nous avons passée, comme interne, auprès de lui, nous a fait le très grand honneur d'accepter la présidence de notre Thèse ; nous lui offrons l'expression de notre profonde reconnaissance.

Nous ne saurions oublier que M. le professeur Dubrueil a bien voulu pendant longtemps nous garder comme son élève particulier ; c'est pour nous un devoir de lui témoigner notre vive gratitude.

A M. le professeur agrégé Truc nous devons nos connaissances ophtalmologiques ; il nous permettra de le remercier des savantes leçons et des nombreuses marques d'intérêt qu'il nous a données pendant que nous étions son interne.

Nous remercions M. le professeur Grynfeltt et MM. les professeurs agrégés Battle et Gayraud, nos Maîtres dans les hôpitaux, de la bienveillance dont ils nous ont honoré.

Tous les Maîtres de la Faculté ont droit à notre reconnaissance ; auprès d'eux tous, sans exception, nous avons trouvé l'accueil le plus sympathique, dont le souvenir nous est cher au moment d'entrer dans la carrière.

DE

L'ABLATION DES ANNEXES DE L'UTÉRUS DANS L'HYSTÉRIE

CHAPITRE PREMIER

Ce n'est pas dans l'appareil génital seul qu'il faut chercher la cause de l'hystérie.

« Il faudrait un volume entier pour tracer l'historique de l'hystérie ; je n'ai nullement la prétention de le faire, mais je dois indiquer rapidement l'évolution des idées à travers les âges. »

Cette phrase par laquelle notre maître, M. le professeur Grasset, commence son article *Hystérie* du *Dictionnaire encyclopédique*, nous paraît convenir au plan de notre chapitre et au but que nous nous proposons, de montrer que l'hystérie n'a pas son origine dans l'utérus, pas plus que dans l'appareil génital dans le sens le plus général du mot.

L'hystérie est connue depuis qu'il existe une civilisation, dit Briquet[1] ; mais il faut s'adresser au Père de la Médecine pour trouver une étude de la maladie exacte, sinon par la théorie, tout au moins par la description clinique. Dans les écrits hippocratiques, l'utérus domine la pathogénie de la maladie à laquelle il donne son nom, qu'à

[1] Briquet ; Traité clinique et thérapeutique de l'hystérie, 1859.

défaut d'autre nous employons même aujourd'hui. Cette idée erronée du point de départ de la maladie était bien excusable à une époque où les notions anatomiques et physiologiques, encore dans les limbes, ne pouvaient s'appuyer sur aucune base solide. Faute de mieux, les anciens regardaient, observaient et, des phénomènes vus et groupés, s'efforçaient de tirer l'hypothèse la plus exacte possible. Or, l'ensemble phénoménal par lequel se révèlent certaines perturbations nerveuses chez les femmes, le mode de développement, la succession, l'enchaînement des symptômes, leur apparition à peu près exclusive chez les personnes de l'autre sexe, enfin et surtout les rapports évidents de ces troubles avec les fonctions de la génération devaient nécessairement faire conclure à l'existence d'une cause particulière inhérente à l'organisation féminine. Et comme rien n'est plus particulier à chaque sexe que les organes mêmes de la génération et que d'autre part une relation étroite, intime paraissait exister entre les phénomènes pathologiques observés et les fonctions utérines, la *cause* de la maladie fut placée sans hésitation dans l'utérus (υστερα) lui-même.

Le tableau symptomatique justifiait pleinement cette manière de comprendre l'hystérie : un corps, la matrice part vide et légère de la partie inférieure du ventre à la recherche du fluide, se jette sur le foie qui est rempli de fluide, y adhère, causant une suffocation subite, interceptant la voie respiratoire qui est dans le ventre et donnant lieu à des accès de suffocation, de strangulation bientôt suivis de convulsions généralisées avec ou sans perte de connaissance. Quand elle a pompé du fluide, la matrice est devenue pesante, elle quitte le foie, retourne à sa place, et la suffocation cesse. Nous nous prenons à sourire de cette idée naïve ; la fidélité de la description de l'attaque montre à quel point les anciens étaient de sérieux observateurs.

Platon professe les idées d'Hippocrate et ne voit dans la matrice qu'un animal turbulent et capricieux, tourmenté par le désir de produire, qui, s'il ne peut satisfaire ce désir, s'indigne, parcourt tout le corps, obturant les issues de l'air, arrêtant la respiration, jetant le corps dans des dangers extrêmes.

Mais, quand on eut reconnu l'erreur de cette première théorie, quand Galien eut démontré l'impossibilité physique pour la matrice de se déplacer comme un animal, on ne cessa pas pour cela de mettre sous la dépendance de l'utérus les phénomènes particuliers et caractéristiques qui avaient fait croire à son ascension, à son déplacement matériel. On ne renonça pas à cette idée fondamentale, parce que les faits d'observation qui l'avaient fait naître subsistaient toujours ; la théorie ne se modifia que dans ce qu'elle avait de trop évidemment faux. Et cependant, déjà à cette époque reculée où le besoin de remonter à la cause organique des phénomènes ne pouvait être satisfait que par des hypothèses, le fait expérimental général du consensus était clairement entrevu. Sans connaître positivement encore ni ses lois ni son mécanisme, quelques esprits, renonçant aux grossières hypothèses, invoquent ce fait général comme principe d'interprétation.

Uteri strangulatio, dit Aétius, *ab utero quidem infernè oritur, verum supernæ partes, et principales præsertim, per consensum afficiuntur, nam ad cerebrum per nervos affectio transit ; videtur que uterus velut ad supernas partes ascendisse.*

Et Dubois (d'Amiens) fait suivre la citation de ce passage remarquable de ces réflexions : « Aétius a exprimé, à une époque où l'anatomie n'était pas même encore dans l'enfance, ce qu'on lit dans les ouvrages les plus récents.»

Cependant deux points des plus importants restaient inexpliqués : l'état pathologique initial de l'utérus et le mécanisme à l'aide duquel cet état provoque les phénomènes éloignés, spasmes du cou, convulsions... On se lança encore dans le champ de l'hypothèse, et la rétention dans l'utérus de la semence et du sang, la corruption de ces liquides, furent invoquées pour expliquer l'état pathologique initial de l'utérus. Quant au mécanisme de production des accidents à distance, on crut le comprendre en supposant l'existence d'une vapeur maligne dégagée par ces humeurs corrompues et s'élevant vers les autres organes. *Aura quædam maligna*, dit Paul d'Egine, *ad superiora transit*.

Ces idées furent adoptées jusqu'au XVIIe siècle, et ce qui montre bien le peu de progrès réalisé, c'est que Fernel croit encore au déplacement matériel de l'utérus et accuse Galien de l'avoir induit en erreur, car dans plusieurs cas il a senti la matrice remonter sous sa main jusqu'à l'estomac.

Cependant une théorie nouvelle commence à poindre : la théorie humorale a fait son temps et va faire place à la théorie nerveuse, mais l'utérus est toujours et nécessairement le point de départ de l'hystérie. Sennert expose le mécanisme admis par la plupart des médecins de son temps : « Nos unicam et proximam causam esse statuimus vaporem malignum et venenatum, per arterias, venas et nervosum genus ad superiores partes elevatum, earumque actiones varie lœdentem. » Pour produire les désordres généraux et rapides constatés dans l'hystérie, une humeur ne se déplacerait pas assez vite et ne saurait pénétrer partout ; aussi a-t-il le soin de bien spécifier que la cause de tout le mal est non pas une humeur, « sed subtilissimus vapor, aura, vel spiritus, vi et efficacia potens ».

Nous arrivons au XVIIe siècle, et une grande réaction se produit contre l'utérus : Charles Lepois, médecin à Pont-à-Mousson, expose dans son ouvrage : « *Selectiorum observationum et consiliorum de visis hactenus morbis adfectibus que præter naturam ab aqua seu serosa colluvie ortis liber singularis* (1618), des idées tout à fait nouvelles basées sur des notions physiologiques plus positives. Willis adopte la manière de voir de Lepois et lui donne de plus grands développements dans son livre : « *Pathol. cerebri et nervosi generis specimen, in quo agitur de morbis convulsivis et de scorbuto. Oxonii*, 1667». Le titre de l'ouvrage de

Willis montre la tendance de l'auteur à se préoccuper des phénomènes convulsifs. En effet, Lepois et Willis, frappés des convulsions généralisées et s'appuyant sur des données physiologiques incontestables, démontrèrent que ces convulsions ne pouvaient être directement produites que par l'encéphale, le cerveau et la moelle épinière, et assignèrent comme point de départ de tous les symptômes observés l'encéphale et la moelle épinière, en d'autres termes l'organe central de l'innervation.

C'était bien, assurément; c'eût été mieux encore si ces deux illustres médecins n'avaient méconnu l'importance des excitations de l'organe central consécutives à des excitations périphériques: ils n'auraient pas nié d'une manière absolue l'influence des organes de la génération, ils n'auraient pas complètement refusé à l'utérus une action possible sur l'encéphale, et ils auraient mis en lumière la vérité tout entière, qu'ils ont seulement entrevue.

Sydenham adopta complètement les idées de Willis et montra que l'hystérie, d'après lui la plus fréquente des maladies chroniques, n'est pas seulement une maladie de la femme: « Même entre les hommes, beaucoup de ceux qui s'attachent à l'étude et mènent une vie sédentaire sont sujets à la même maladie. Il est vrai que les femmes sont beaucoup plus souvent attaquées que les hommes, non que la matrice soit en plus mauvais état qu'aucun autre endroit du corps, mais par les causes que nous expliquerons ci-dessous. » Et voici les causes des phénomènes nerveux: « Cette maladie, à laquelle je donne le nom d'hystérie chez la femme, d'hypochondrie chez l'homme, provient du désordre ou mouvement irrégulier des esprits animaux (*a spirituum animalium* αταξια), lesquels, se portant impétueusement et en trop grande quantité sur telle ou telle partie, y causent des spasmes, ou même de la douleur, quand la partie se trouve douée d'un sentiment exquis, et troublent les fonctions des organes, tant de ceux qu'ils abandonnent que de ceux où ils se portent, les uns et les autres ne pouvant manquer d'être fort endommagés par cette distribution inégale des esprits, qui est entièrement contraire aux lois de l'économie animale. »

L'autorité de l'Hippocrate anglais semblait devoir faire cesser toute nouvelle tentative de localisation utérine, mais Sydenham avait trop généralisé en englobant sous la dénomination d'affection nerveuse toutes les perturbations observées chez l'homme et chez la femme. Et tandis que Gorter, Boerhaave, Van Swieten, Pomme, Tissot, adoptaient la théorie de Sydenham, Hoffmann, Astruc, Cullen, essayaient de maintenir l'ancien principe de localisation en insistant sur la forme spéciale et caractéristique de l'affection hystérique.

Pomme avait rejeté jusqu'au nom d'hystérie, que Sydenham avait conservé par respect pour la tradition. Sous le nom d'affections vaporeuses, il essaya de tracer l'histoire de cette entité morbide composée de toutes les affections de ce qu'il nomme le genre nerveux.

« J'appelle, dit-il, affection vaporeuse, cette affection générale ou particulière du genre nerveux qui en produit l'irritabilité et le racornissement... L'énumération des symptômes est aussi vague qu'elle est étendue. Le Protée dans ses métamorphoses, suivant l'expression de Sydenham, et le caméléon avec ses différentes couleurs n'expriment que faiblement leur variété et leur bizarrerie. »

Tissot discuta les théories de Pomme : « Les nerfs sont des corps mous, qui ne se tendent point et conséquemment ne se racornissent point. » Mais il admet les idées de Sydenham : « On voit quelquefois des personnes chez lesquelles la plus petite cause mouvante occasionne des mouvements beaucoup plus considérables que ceux qu'elle produit chez des personnes bien portantes. Cet état s'appelle irritabilité. »

Hoffmann (1733) fut le premier qui reprit la théorie utérine contre Sydenham et établit une distinction entre l'hystérie et l'hypochondrie ; il voit dans l'hystérie une perturbation nerveuse utérine, un « spasme utérin propagé aux autres parties du système nerveux », et il s'exprime en ces termes :

Nos vero, cum antiquissimis medicis, symptomatum hystericorum primam originem ab utero ejusque membranosa et vasculosa substantia et vasis ad illum spectantibus, imprimis spermaticis petendam esse, firmiter persuasi sumus; quarum partium spasmodicæ constrictiones postea in nervos vicinos ossis sacri et lumborum sese insinuant, et, ob consensum totius medullæ spinalis, nerveas membranas gradatim occupant a partibus inferioribus ad superiores sensim paulatimque se propagando.

Pour Astruc, le foyer du mal dans la passion hystérique est la matrice, et Cullen écrit : « Il me paraît évident que les paroxysmes de l'hystérie commencent par une affection spasmodique et convulsive du canal alimentaire... Cependant les accès ont si souvent une telle connexion avec le flux menstruel et avec toutes les maladies qui dépendent de l'état des organes de la génération, que c'est avec raison que les médecins ont de tout temps considéré l'hystéricisme comme une affection de l'utérus et des autres parties du système de la génération ».

Nous ne faisons que mentionner à la même époque les auteurs du *Nouveau Dictionnaire universel et raisonné de médecine, de chirurgie et de l'art vétérinaire* (1772), les *Commentaires de Baumes sur les œuvres de Sydenham* (1816), et nous retrouvons la théorie utérine reprise et défendue par Louyer-Villermay dans son ouvrage intitulé : *Traité des maladies nerveuses proprement dites* (Paris, 1817). « Si l'on cherche à connaître, écrit ce dernier auteur, quel est le siège de cette maladie et quels dérangements des organes de la femme produisent les phénomènes de l'hystérie, on est bientôt convaincu que l'utérus est le siège de cette névrose et qu'il existe vers cet organe une irritation, un spasme qui se fait le plus souvent sentir aux malades elles-mêmes, et qui est indépendant d'une lésion organique ou d'une altération du tissu. Pendant les accès d'hystérie, la main, placée sur l'hypogastre, reconnaît un mouvement vermiculaire qui se fait également sentir au doigt introduit dans le vagin.»

Comme pour montrer la perpétuité de la lutte entre les théories rivales, dit M. le professeur Grasset, nous trouvons, immédiatement après Louyer-Villermay, un chaud défenseur de la théorie de Lepois, de Willis et de Pomme, dans Georget, qui dépossède entièrement l'utérus au profit de l'encéphale.

Dans son article du *Dictionnaire de Médecine* (1824), Georget définit l'hystérie « une affection convulsive apyrétique, ordinairement de longue durée, qui se compose principalement d'accès ou d'attaques qui ont pour caractères des convulsions générales et une suspension, souvent incomplète, des fonctions intellectuelles ». Et après avoir décrit d'une façon remarquable la maladie pendant les attaques convulsives et dans l'intervalle des attaques, reprenant en détail le traitement institué par Pomme, traitement qui consiste à relâcher les tissus par les délayants et les humectants, les bains, les tisanes rafraîchissantes, les bouillons de poulet, d'agneau, de grenouille ou de tortue, Georget ajoute : « C'est peut-être le seul auteur (Pomme) qui eut la sagesse de ne point opposer de moyens violents à un mal si peu connu dans sa nature, et pour lequel les secours de la pharmacie (on ne connaissait pas alors la chirurgie abdominale) sont presque toujours inutiles, lorsqu'ils ne sont pas nuisibles. »

En suivant l'ordre chronologique, nous devons citer le *Traité de pathologie interne* de Joseph Frank (1826-1832), qui regarde l'hystérie comme constituée par les affections spasmodiques vagues de l'utérus ; les *Recherches sur la nature et le siège de l'hystérie et de l'hypochondrie et sur l'analogie et les différences de ces deux maladies*, par Brachet (1832) ; l'*Histoire philosophique de l'hypochondrie et de l'hystérie* par Dubois d'Amiens (1833).

Malgré les efforts d'Hoffmann, d'Astruc, de Cullen, de Louyer-Villermay, la confusion créée par Sydenham, qui avait enlevé à l'hystérie son caractère particulier, persistait à cette époque, puisque, en 1830, la Société de Médecine de Bordeaux demandait encore, dans une question mise au concours, de faire ressortir l'identité ou les différences entre l'hystérie et l'hypochondrie. C'est à ce concours que nous devons le travail par lequel Dubois d'Amiens a cherché à mieux déterminer les caractères nosologiques de l'hystérie.

« L'hystérie, dit Dubois, pour être bien appréciée doit être suivie dans tous ses accidents symptomatiques. Il est très difficile d'en donner une idée à la fois générale et précise ; toutefois nous pouvons dire que nous ne voyons dans cette maladie, comme caractère fondamental, qu'une perturbation violente, ordinairement brusque, toujours intermittente, de l'innervation générale, déterminée par une surexcitation ou irritation nerveuse locale que nous ferons connaître plus particulièrement dans la suite, mais qui, dans tous les cas, est bien différente des irritations vasculaires. » — Et plus loin : « Il n'y a donc qu'une cause prochaine pour tous les phénomènes de l'hystérie; c'est cette excitation primitive que nous avons indiquée ; il n'y a aussi qu'un seul siège dans le principe, et ce siège doit être placé dans l'utérus. »

Cette réédition de la théorie utérine est admise par Foville (1833), qui conclut qu'il faut « considérer l'utérus comme le point de départ véritable des phénomènes dont l'ensemble constitue l'hystérie ».

Tous les auteurs dont nous avons exposé les idées avaient affirmé ou rejeté l'influence de l'utérus dans la production des attaques hystériques, l'utérus seul était en cause, aucun d'eux n'avait songé aux ovaires ; cependant depuis longtemps la compression ovarienne était indiquée par Hippocrate, qui, après avoir décrit l'attaque convulsive et donné des conseils plus ou moins justes pour la faire cesser, disait : « Les choses étant ainsi, on pousse avec la main, en écartant les matrices du foie, on serre un bandage sous les hypochondres.» Dans l'épidémie de Saint-Médard, après la mort du diacre Pâris (1727), la compression de l'ovaire fut pratiquée dans le sens le plus large et les formes les plus variées, par l'emploi des secours à coups de poing ou à coups de pied, à coups de chenet ou de pilon dans le bas-ventre.

Le soulagement qui accompagnait l'administration de ces secours n'avait pas échappé à Hecquet, médecin de l'époque, qui ne voyait dans ces convulsions, rapportées par d'autres à une influence divine, qu'un phénomène naturel.

C'est seulement en 1846 que Schutzenberger, professeur de clinique médicale à Strasbourg, met en lumière le rôle de l'ovaire dans « la production des perturbations fonctionnelles nerveuses, englobées sous la dénomination d'hystérie » Après avoir fait une savante critique des diverses idées exposées sur l'hystérie, il se pose cette question : « Quelles sont, dans la réalité clinique, les causes organiques démontrables des affections appelées hystériques ?» et il résout la question par l'analyse de plusieurs observations qui lui permettent de conclure : « Que certaines excitations nerveuses locales, le plus souvent continues, peuvent devenir la cause organique des perturbations fonctionnelles intermittentes, se traduisant sous forme d'attaques ou d'accès convulsifs plus ou moins généralisés, avec ou sans perte de connaissance, sans que les organes centraux ou le système nerveux en général soient atteints d'un état pathologique permanent démontrable. — Que, chez les femmes, l'excitation ovarique est la cause la plus fréquente de ce genre de perturbations dont le mode de production est analogue à celui de tous les mouvements réflectifs et s'explique par la même loi physiologique. — Qu'on peut cliniquement reconnaître l'existence de cette cause et la réalité de son influence par l'excitation mécanique de l'ovaire, dont la compression profonde produit localement de la douleur et *réflectivement le phénomène des attaques.* — Que d'autres excitations locales sont susceptibles de produire des phénomènes analogues et qu'une investigation attentive pourra révéler ces foyers d'excitation locale. — Que dans leur état de simplicité, les excitations locales propagées, et notamment l'excitation ovarique sont des affections peu graves. — Que pour l'ovaire la cause de l'excitation nerveuse locale peut dépendre d'une congestion, d'une inflammation, d'une dégénérescence ou *être purement nerveuse ou névralgique...*»

En 1858, Négrier, directeur de l'École de Médecine d'Angers, publia son *Recueil de faits pour servir à l'histoire des ovaires et des affections hystériques chez la femme,* recueil qui n'eut pas un bien grand retentissement.

Un an après, paraissait le magnifique *Traité clinique et thérapeutique de l'hystérie* de Briquet, qui s'attache à démontrer la fausseté des assertions hippocratico-galéniques en publiant « un certain nombre de faits d'hystérie chez l'homme, qui sont de nature à convaincre les esprits les plus difficiles et à fixer définitivement ce point contesté ».

A partir de 1860, les travaux se multiplient et la maladie est étudiée sous toutes ses manifestations : citons seulement le travail de Bouchut (*De l'état nerveux aigu et chronique ou nervosisme confondu avec l'hystérie*, 1860, Paris) ; les articles de Lasègue *sur la toux hystérique* (Arch. gén. de Méd., 1854) ; *l'anesthésie et l'ataxie hystériques* (*Ibid.*, 1864) ; l'*Anorexie hystérique* (*Ibid.*, 1873) ; les *Hystéries périphériques* (*Ibid.*, 1878) ; le *Traité des névroses* d'Axenfeld (1863) ; l'*Étude clinique* de Chairou (1870) ; l'article de Bernutz dans le *Nouv. Dict. de Méd. et de Chir. prat.* et les nombreux travaux inspirés par Charcot, Bourneville, dans lesquels on trouve les noms de Petit, Paulmier, Klein, Batault, Potain, Hallopeau, Mossé, Joffroy, Troisier, Rendu, Debove, Ball, Guinon, Féré, Marie, Gilles de la Tourette, Babinski, etc...

Ces auteurs se sont occupés particulièrement de l'hystérie chez l'homme et se sont attachés à en démontrer la fréquence dans le sexe qui, d'après les anciens, en raison même de sa structure anatomique en était affranchi. La question est donc jugée aujourd'hui, l'hystérie se retrouve aussi bien chez l'homme que chez la femme, et l'honneur d'avoir établi que l'homme peut être atteint d'hystérie revient en grande partie à Briquet. Ce ne sont pas en effet des idées théoriques, mais des observations soigneusement prises et minutieusement décrites que cet auteur expose dans l'article premier de son Traité, qui établit d'une façon irréfutable que l'hystérie reconnaît, au même titre que les autres états morbides, des règles, des lois qu'une observation attentive arrivera toujours à mettre en lumière.

L'utérus et les ovaires ne peuvent donc en aucun cas être la cause de l'hystérie ; étudions rapidement les éléments étiologiques de la névrose et voyons ce qui a pu amener les chirurgiens à intervenir dans une maladie où ils n'avaient que faire, dans la plupart des cas.

Hérédité. — L'hérédité est un facteur étiologique de premier ordre, mais on ne s'est occupé de la transmissibilité de l'hystérie que quand on eut modifié la théorie généralement adoptée et que l'on sentit le besoin d'établir ces modifications sur des bases plus larges.

L'hérédité de l'hystérie est des plus évidentes : la statistique apprend que, sur 100 mères hystériques, plus de 50 transmettent leur maladie. D'après Briquet, une fille qui naît d'une mère hystérique aurait une chance contre trois de devenir hystérique.

« En dehors de cette relation qui rentre dans ce que Morel appelle l'hérédité similaire, dit le professeur Grasset, nous trouvons en second lieu, beaucoup plus fréquemment encore, l'hérédité névropathique générale, c'est-à-dire qu'on trouve fréquemment dans les ascendants directs ou collatéraux diverses autres maladies du système nerveux, surtout des névroses (épilepsie, aliénation mentale, catalepsie, etc.), mais aussi des affections organiques de l'axe cérébro-spinal (paralysie générale, ataxie locomotrice, etc...) »

C'est l'opinion la plus généralement admise : les maladies nerveuses forment une famille unie par les relations les plus étroites, et, en se livrant à une enquête minutieuse, parfois difficile, on arrive à peu près toujours à retrouver la cause de la maladie présente dans une lésion du système nerveux chez les ascendants, père, mère, aïeul... Mais ce qui rend précisément l'enquête délicate, c'est la différence complète des deux états pathologiques, l'un évident et des plus nets, l'autre au contraire obscur et caché sous des manifestations diverses.

L'hystérie n'échappe pas à la règle : Déjerine, qui a réuni dans sa Thèse d'agrégation tous les documents relatifs à la question de l'hérédité, écrit : « L'alcoolisme, l'hystérie, l'épilepsie, l'aliénation mentale, le suicide du père ou du grand-père, l'hystérie, le nervosisme, l'excentricité, la folie de la mère, l'hystérie, l'aliénation mentale, la chorée chez les collatéraux, c'est là le bilan qui résulte des observations d'hystérie mâle publiées ces dernières années et que démontrent surtout les observations provenant du service de M. le professeur Charcot. »

Et pour préciser encore plus cette influence de l'hérédité, il ajoute : « L'hystérie ne se combine pas seulement, dans la succession héréditaire, avec l'épilepsie et l'aliénation mentale, elle peut s'associer à la chorée, à la maladie de Basedow, à l'ataxie locomotrice progressive, à toutes les névroses, à tous les états névro et psychopathiques graves et légers. Disons donc, pour résumer, que l'hystérie peut être considérée comme la plus héréditaire des névroses, qu'elle affecte des relations intimes avec tous les états névro et psychopathiques, qu'elle peut s'associer, se combiner avec eux, qu'elle peut en être la transformation ou à son tour se transformer en eux, montrant peut-être mieux que n'importe quelle névrose les connexions qui la relient à la grande famille neuro-pathologique. Disons enfin que l'hérédité semble d'autant plus grave, d'autant plus fortement accentuée que l'hystérie éclate dès l'enfance ou chez l'homme. »

Maladies générales. Diathèses. — A côté de l'hérédité et sur le même rang qu'elle, prennent place pour la production de l'hystérie les affections générales, les états constitutionnels, les diathèses.

« Pour certaines névroses, on accepte assez facilement cette idée[1]. Ainsi les rapports de la chorée avec le rhumatisme, de l'angine de poitrine avec la goutte, de la migraine avec diverses diathèses, sont assez généralement admis ; il en est de même, dans une certaine limite et pour certains auteurs, de la tétanie et de la paralysie agitante.

» Mais quand il s'agit de l'hystérie, il n'en est plus question. Cette grande névrose semble être une maladie trop importante par elle-même, trop complète et trop particulière pour qu'on veuille en faire la tributaire, la manifestation d'un état morbide plus général.

» Et cependant rien n'est plus vrai. Quand on s'élève au-dessus de la simple constatation du fait actuel ou récent chez l'hystérique, quand on scrute l'évolution complète de la vie pathologique chez l'individu et dans sa famille, on est frappé des relations intimes qui unissent l'hystérie aux grandes diathèses. »

La tuberculose, l'arthritisme, la syphilis et l'impaludisme, telles sont les maladies générales qui jouent le rôle étiologique le plus considérable dans la production de l'hystérie. C'est la doctrine montpelliéraine défendue par M. le professeur Grasset dans son étude des *Rapports de l'hystérie avec les diathèses en général* et dont nous avons pu maintes fois vérifier l'exactitude pendant l'année où nous avons eu l'honneur d'être son interne. De son travail notre Maître tire la conclusion suivante :

« Ce que nous disons là de l'hystérie et de la tuberculose n'est qu'un paragraphe d'un grand chapitre tout aussi vrai des rapports de toutes les névroses et même de toutes les maladies du système nerveux avec les diathèses et les maladies générales.

[1] Grasset ; art. Hystérie, *in* Dict. encyclopédique des Sc. médic.

» Si l'on ne comprend pas les névroses sans voir leurs relations mutuelles ; s'il est indispensable en névropathologie clinique de considérer la famille névropathique, il faut aller plus loin et compléter tout cela par la famille diathésique, en dehors de laquelle on ne verra que des unités isolées, éparses, sans réalité vivante. »

Constitution. Climat. Position sociale. Éducation. Profession.— Il n'y a pas, dit Briquet, de constitution physique spéciale aux hystériques, pas de signes extérieurs, constants et prédominants ; la prédisposition principale à l'hystérie consiste dans la facilité qu'a la femme d'être impressionnée péniblement.

La latitude, les climats au point de vue atmosphérique, sont sans influence ; les cas observés tiennent plutôt aux mœurs et au genre de vie.

L'influence de la position sociale est nulle, d'après Briquet, et comme le fait observer Batault pour l'hystérie mâle, la névrose « est répandue dans tous les degrés de l'échelle sociale et n'est l'apanage exclusif d'aucune classe ».

Bien autrement important est le mode d'éducation qui agit, soit en rendant le système nerveux trop impressionnable, soit en multipliant les occasions d'impression.

En ce qui concerne les professions, la continence et la vie religieuse, la question est tranchée, mais nous devons nous arrêter sur les rapports entre l'hystérie et l'état physiologique ou pathologique des organes génitaux.

« L'importance étiologique de la menstruation et de ses dérangements, dit Bernutz, est tellement évidente que les observateurs qui, depuis Charles Lepois, ont le plus combattu la théorie galéno-hippocratique, à laquelle ce fait a servi de fondement, ont, comme ceux qui ont accepté cette théorie, insisté sur ce point. Ils ont fait ressortir la fréquence non seulement des attaques hystériques à l'époque menstruelle, qui est, on peut le dire, le moment d'élection, mais celle des cas dans lesquels la névrose succède si directement à une suppression brusque des règles, qu'on est obligé de reconnaître qu'il existe dans les faits une relation de cause à effet, enfin la fréquence des cas dans lesquels on observe une coïncidence si marquée entre les troubles menstruels et le développement de l'hystérie, qu'on ne peut se refuser à admettre une intime corrélation entre les deux phénomènes pathologiques... Les circonstances très diverses dans lesquelles nous venons de voir l'hystérie succéder à des troubles variés de la menstruation, et dans lesquelles ces troubles ont été considérés comme la cause tantôt prédisposante, tantôt déterminante de la névrose, par les observateurs, qui étaient les plus intéressés, par l'opinion qu'ils défendaient, à dénier cette action, conduisent à attribuer une influence procréatrice très considérable à la menstruation et surtout à ses perturbations. »

Après l'état physiologique, menstruation, grossesse, vient l'influence pathogénique exercée par les maladies de l'appareil génital.

Les anciens mettaient l'hystérie sur le compte de l'utérus, mais pas de l'utérus malade, anatomiquement altéré ; c'était l'utérus fonctionnellement troublé, non satisfait qui causait tous les désordres.

Plus tard, on s'efforça de matérialiser l'hystérie, et c'est surtout de Pujol et de la doctrine de Broussais que datent les tentatives dans ce sens. « A cette époque, dit Briquet, on n'était satisfait que quand on pouvait placer le siège d'une maladie dans un viscère. Il parut alors naturel de placer celui de l'hystérie dans l'utérus pris de phlegmasie chronique, non pas parce qu'on avait souvent rencontré l'utérus phlogosé dans les cas d'hystérie, mais parce que théoriquement il en devait être ainsi.

» Les études nouvelles paraissant avoir démontré que les ovaires sont les organes primordiaux de la génération, ceux qui ne manquent jamais quand les autres font défaut, l'attention se porta sur eux ; et plusieurs pathologistes, parmi lesquels il faut placer en première ligne MM. Piorry, Schutzenberger et Négrier, ont prétendu que les maladies des ovaires avaient plus d'influence que celles de l'utérus pour disposer à l'hystérie. »

Il est impossible aujourd'hui de soutenir une pareille thèse, et on doit, avec Bernutz, reconnaître que « la lésion d'un quelconque des organes génitaux n'est pas indispensable pour que l'hystérie se développe, que cette maladie peut exister sans qu'il y ait d'affection génitale ».

Cependant, et c'est là un point capital sur lequel nous reviendrons dans le chapitre suivant, on a souvent remarqué une coïncidence évidente des maladies de la sphère génitale et le développement de la névrose; on a noté chez des hystériques des lésions de l'utérus, du col et des ovaires dont on ne pouvait nier le rôle important dans la production des attaques puisque bien des fois, en traitant et en guérissant l'altération génitale, on a fait disparaître les accidents névrosiques.

Dans l'état actuel de nos connaissances, nous pouvons dire que les causes de l'hystérie sont multiples (nous sommes loin de les avoir toutes mentionnées), et nous reproduirons, comme conclusion de ce chapitre, le résumé et la doctrine de M. le professeur Grasset.

« On peut diviser les éléments étiologiques de l'hystérie en trois catégories ; les causes prédisposantes, les causes fondamentales et les causes occasionnelles, tout en se rappelant que l'inféodation d'une cause à une quelconque de ces catégories n'a rien d'absolu et que chacun de ces éléments peut, suivant les cas, être inscrit dans l'une ou l'autre de ces classes.

» L'âge et le sexe me paraissent être le type des causes simplement prédisposantes ; elles ne sont jamais plus. Un sujet ne devient pas hystérique par cela seul qu'il appartient au sexe féminin. Mais cette qualité le prédispose à une action plus intense des autres causes de la névrose.

» Les vraies causes fondamentales sont l'hérédité et les maladies générales. On peut dire que, le plus habituellement, l'hystérie est la conséquence de la superposition de ces deux causes ; le plus souvent on trouve chez l'hystérique une diathèse et de l'hérédité névropathique.

» Puis viennent des causes qui, suivant les cas, sont causes fondamentales ou occasionnelles, c'est-à-dire dont le coefficient d'action est variable suivant les circonstances. Telles sont la position sociale, l'éducation, la profession, la vie génitale, les causes morales. Suivant leur intensité, elles lanceront simplement la maladie déjà toute préparée et latente, ou elles la développeront de toutes pièces sur un terrain qui se contente de n'être pas réfractaire. »

CHAPITRE II

Hystérie et Castration.

(OBSERVATIONS).

Nous avons vu, dans le chapitre précédent, quelle idée on doit se faire de l'hystérie : ni les ovaires, ni la matrice ne la produisent, et la constatation de l'hystérie chez l'homme est venue battre en brèche et ruiner définitivement la théorie utéro-ovarienne.

Gallard, dans ses *Leçons cliniques sur les maladies des ovaires*, affirme que l'hérédité et les altérations ovariennes constituent deux états pathologiques absolument indépendants l'un de l'autre et qu'il n'y a entre eux aucune corrélation de cause à effet.

C'est l'opinion de Brodie sous une autre forme : Ce n'est pas de l'utérus, mais du système nerveux qu'il s'agit.

Affection protéiforme, l'hystérie ne peut dépendre ni d'une lésion des organes génitaux, ni d'une altération de l'estomac, ni d'une maladie du larynx.

Cependant depuis que la gynécologie a pris un grand essor, il s'est produit une réaction en faveur de la théorie utéro-ovarienne ; à force de regarder du côté des organes génitaux, les chirurgiens ont cru pouvoir faire dériver, dans beaucoup de cas, la cause de l'hystérie d'une altération de ces organes et de là à conclure que pour guérir l'hystérie il suffirait d'enlever l'utérus, les trompes ou les ovaires, il n'y avait qu'un pas. Depuis 1872, année où Hegar et Battey firent leurs premières castrations chez la femme, ce mouvement alla s'accentuant et, dit Guinon, un véritable engouement s'empara des esprits.

Il est certain que des rapports très étroits, au moins en apparence, unissent l'appareil génital à l'hystérie et, en particulier chez la femme, ce qui a conduit à admettre que l'ovaire est le siège de la névrose, c'est la fréquence de l'ovaralgie.

« Sur une ligne horizontale passant par les épines iliaques antérieures et supérieures, faites tomber les lignes perpendiculaires qui limitent latéralement l'épigastre, et à l'intersection des lignes verticales avec l'horizontale se trouve le foyer douloureux qu'accusent les malades et que la pression exercée à l'aide du doigt met d'ailleurs en évidence.

« L'exploration profonde de cette région fait reconnaître aisément la portion du détroit supérieur qui décrit une courbe à concavité interne : c'est là un point de repère. Vers la partie moyenne de cette crête rigide, la main rencontrera le plus souvent un corps ovoïde, allongé transversalement et qui, pressé contre la paroi osseuse, glisse sous les doigts. Lorsque ce corps est tuméfié, ainsi que cela se présente fréquemment, il peut offrir le volume apparent d'une olive, d'un petit œuf, mais avec un peu d'habitude sa présence peut être facilement constatée, alors même qu'il reste bien au-dessous de ces dimensions.

» C'est à ce moment de l'exploration que l'on provoque surtout la douleur, et qu'elle se révèle avec des caractères *pour ainsi dire spécifiques*. Il ne s'agit pas là d'une douleur banale, car c'est une sensation complexe qui s'accompagne de tout ou partie des phénomènes de l'aura hysterica tels qu'ils se produisent d'eux-mêmes à l'approche des crises, et cette sensation provoquée, les malades la reconnaissent pour l'avoir ressentie cent fois [1]. »

On a cité des cas (Pitres, Dumontpallier) où le simple pincement ou la friction de la peau au niveau de la région ovarienne produisaient le même résultat que la pression profonde sur l'ovaire. D'un autre côté, chez certains hystériques mâles, existe

[1] Charcot ; Leçons sur les maladies du syst. nerveux, tom. I, leçon 11.

ce que Charcot appelle le point pseudo-ovarien, constitué par une zone hystérogène correspondant exactement comme situation topographique à la zone ovarienne de la femme.

C'est bien à l'ovaire, et à l'ovaire seul, qu'il faut rapporter la douleur iliaque fixe des hystériques. Et à l'appui de cette opinion, Guinon rapporte dans sa Thèse : *Les agents provocateurs de l'hystérie* [1], l'observation suivante bien faite pour démontrer cette hyperesthésie ovarienne de l'hystérique :

« Une des grandes hystériques de la Salpêtrière, chez qui l'ovarie existait antérieurement, devint enceinte. Or, à partir du début de la grossesse, on put voir la zone hystérogène ovarienne remonter dans le ventre et changer de place, à mesure que l'ovaire, entraîné lui-même en haut par le développement graduel de l'utérus, remontait également. On put suivre ainsi le déplacement et l'ascension graduelle de la zone ovarienne, parallèlement au déplacement et à l'ascension de l'ovaire. Après l'évacuation du fœtus, l'ovaire reprit sa place et la zone hyperesthésique aussi. »

L'autorité de Charcot justifiait jusqu'à un certain point les manœuvres chirurgicales ; en faisant de l'ovaire le siège unique de la douleur iliaque, le savant professeur de la Salpêtrière ouvrait toute grande la porte aux tentatives les plus hardies et parfois les plus malsaines. L'ovaire étant le siège des douleurs, et sa compression amenant la cessation des attaques, ne pouvait-on pas, ne devait-on pas même l'enlever pour supprimer les phénomènes convulsifs ? *Sublata causa, tollitur effectus.*

L'erreur, écrit Gresnier [2], a été de s'en prendre à un organe qui n'était nullement la cause des accidents... On n'a pas rendu à la théorie de Cullen les mêmes honneurs qu'à la théorie hippocratique, cependant il paraît tout aussi juste de regarder l'hys-

[1] Paris, 1889.

[2] Thèse d'Agrégation, 1886.

térie comme le résultat d'une maladie de l'estomac que comme celui d'une affection de la matrice.

Et pour légitimer une opération portant sur des organes qui étaient simplement le siège de phénomènes douloureux, on a décidé qu'à côté de l'hystérie proprement dite il existe une hystérie d'origine génitale.

Tissier, dans sa Thèse[1], admet plusieurs sortes d'hystérie, comme plusieurs sortes d'épilepsie, comme diverses sortes d'ataxie progressive, les unes primitivement centrales, les autres d'origine périphérique. Entre autres modalités hystériques, il y a très nettement la variété ovarienne ou génitale.

Mais laissons la parole à M. Péan, qui a insisté dans une de ses leçons à l'hôpital Saint-Louis, sur les caractères de cette hystérie et qui nous apprendra à quoi et comment nous pourrons la reconnaître.

... Il y a deux variétés bien nettes d'hystérie, variétés différentes par leur symptomatologie, différentes surtout par leur cause et leur mode de début[2].

La première, essentiellement nerveuse, reconnaît pour cause une disposition anatomique spéciale ou une perturbation fonctionnelle du système cérébro-spinal. Nous n'avons pas à nous en occuper. Quant à la seconde, elle est sous la dépendance d'une affection de l'appareil génital, de telle sorte qu'il suffit d'en faire à temps disparaître la cause pour en obtenir la guérison. Cette variété n'avait pas échappé aux anciens observateurs... Mais elle est beaucoup moins connue des médecins que la précédente, avec laquelle on la confond d'ailleurs presque toujours. Celle-ci, en effet, ne regarde que le médecin et ne doit nous occuper qu'au point de vue du diagnostic différentiel, tandis que la seconde est surtout chirurgicale. . . . .

. . . .

Et d'abord, celle-ci (l'hystérie génitale) n'offre généralement rien dans les antécédents de la malade qui puisse vous éclairer : il n'y a pas d'hérédité, tandis que la névrose de l'hystérique cérébro-spinale

[1] De la Castration de la Femme, Paris, 1885.

[2] Péan ; Leçons de Clinique chirurgicale, 1886.

reconnaît presque toujours pour cause un vice héréditaire que les patientes elles-mêmes s'empressent de confesser et sur la nature duquel on ne peut garder de doute.

De plus, tandis que celle-ci occasionne depuis l'enfance des désordres moins développés sans doute qu'après la première menstruation, mais déjà évidents, et se traduisant par des mouvements chroniques, une irrégularité très grande du caractère, des goûts bizarres, une coquetterie exagérée ; chez l'hystérique ovarienne, au contraire, les troubles nerveux apparaissent pour la première fois avec la maladie locale. Il n'y a rien d'extraordinaire dans le premier âge, la menstruation, le mariage, la grossesse, ont souvent été faciles, et c'est après un temps plus ou moins prolongé de cette existence normale que les désordres sont apparus. Je ne saurais trop insister sur ce point. Tout au moins la femme était généralement, l'année précédente, dans un état de santé très satisfaisant, et rien ne faisait présager la moindre tendance à un état nouveau. Puis à la suite d'une couche, ou sous l'influence de toute autre fatigue génitale, des désordres sont apparus de ce côté : douleurs lombaires, vomissements, pesanteur hypogastrique, pertes blanches, dysménorrhée, etc... Souvent la malade raconte elle-même qu'un jour ayant ses règles, elle a commis quelque imprudence et que c'est depuis ce moment que sa santé est mauvaise. En un mot, l'affection a nettement débuté par un désordre génital qui, dans le principe, constituait l'unique symptôme de l'affection, s'exagérant au moment des règles, mais ne s'accompagnant jamais de cette tendance à l'érotisme que l'on observe chez les hystériques à forme cérébro-spinale. — C'est alors seulement qu'ont apparu les névralgies. Le plus souvent, celles-ci étaient localisées aux ovaires et s'irradiaient dans le ventre et les aines, puis elles retentissaient sur le trijumeau, les nerfs intercostaux et les branches du plexus lombaire. Plus tard, les douleurs s'exacerbaient surtout au moment des règles. Elles avaient leur point de départ et leur maximum d'intensité au niveau de l'ovaire, puis elles s'accompagnaient de syncopes, de perte de connaissance et bientôt de véritables attaques d'hystérie.— Enfin, tandis que chez les névropathes on observe, à partir d'un certain âge, une tendance à l'état stationnaire ou plutôt une certaine amélioration, le contraire a lieu chez les hystériques ovariennes. Les premières restent grasses et florissantes, les secondes maigrissent de jour en jour, s'affaiblissent à vue d'œil et laissent concevoir des inquiétudes sérieuses sur l'avenir, d'autant plus qu'aucun traitement ne peut enrayer les accidents, que la malade arrive à la manie du suicide et que la tuberculose est souvent la conséquence éloignée de ces désordres longtemps prolongés. C'est alors que le chirurgien doit se hâter d'intervenir s'il veut empêcher ces accidents de prendre une forme chronique qu'une opération même ne parviendrait plus à guérir, et s'il veut empêcher la patiente de mettre à exécution son projet de mourir.»

Ce chapitre est séduisant, mais il est absolument faux. Tissier lui-même, qui reconnaît la variété ovarienne ou génitale de l'hystérie, est forcé d'avouer que « la difficulté est l'impossibilité presque absolue de distinguer l'hystérie génitale, tant elle ressemble à l'hystérie essentielle[1] ». En effet, il n'existe pas deux variétés d'hystérie. Et quoique les observations suivantes semblent donner raison à ceux qui voient dans une lésion des organes génitaux l'origine des phénomènes complexes de l'hystérie, il s'agit dans tous ces cas de phénomènes réflexes, et non pas de la névrose dont nous avons étudié les causes vraies dans le chapitre précédent.

OBSERVATION PREMIÈRE.

(Personnelle).

Grande hystérie. — Douleurs ovariennes continuelles. — Castration par M. le professeur Tédenat. — Retour des attaques dix mois après l'opération. — Persistance des signes hystériques.

Le 14 mars 1890, entre à l'hôpital Saint-Éloi Suburbain, dans le service de M. le professeur Grasset, la nommée M. C..., âgée de 23 ans, non mariée. Elle se plaint de douleurs violentes dans la fosse iliaque droite et a de fréquentes crises nerveuses.

Antécédents héréditaires. — Mère très nerveuse, sujette à des hématémèses à la moindre émotion : douleurs iliaques s'exaspérant au moment des règles. Morte, il y a dix ans, de phtisie pulmonaire.

Père alcoolique, se livrant à des actes de violence pendant l'ivresse,

[1] *Loc. cit.*

se mettant sans motif en colère. Mort en janvier 1891, dans un asile d'aliénés.

Grand'mère maternelle morte phtisique. — Grand-père maternel, pas de renseignements.

Grand'mère paternelle s'enrhumant et toussant très facilement, notamment dans ces dernières années.

Le père de la malade s'est remarié et a eu de sa deuxième femme une fille qui est morte à l'âge de 3 ans d'une méningite.

Pas de renseignements sur les collatéraux.

Antécédents personnels. — Dans l'enfance, variole très légère. — Début de la maladie actuelle à l'âge de 11 ans.

De 2 jusqu'à 18 ans, la malade a été élevée dans un orphelinat où, parmi les pensionnaires, se trouvaient quelques jeunes filles sujettes à des crises de « haut mal » (hystérie ou épilepsie), et c'est en assistant à ces crises, consécutivement à une frayeur qu'elle aurait éprouvée, il y a douze ans, que M. C... aurait contracté la maladie qui la fait entrer dans nos salles. — Enfin, vers l'âge de 18 ans, elle a reçu dans le ventre un violent coup de pied de son père qui, ce jour-là, avait trop caressé la dive bouteille.

En même temps que se fait l'instauration menstruelle apparaît la maladie. — A 11 ans, M. C... est prise subitement et sans cause apparente d'hémorrhagies nasale et buccale qui durent quinze jours environ ; le sang, au dire de la malade, sortait à flots par la bouche et les narines. Un mois après, se montrait le premier écoulement menstruel, d'abord très peu abondant et durant deux ou trois jours à peine ; tout se bornait à quelques gouttes de sang sortant de loin en loin pendant ce temps. Toutefois cet écoulement arrivait périodiquement à l'époque attendue.

Alors se manifestent des douleurs dans la fosse iliaque droite, et depuis, ces douleurs, continuelles, sont toujours devenues plus intenses au moment des règles ; cette exacerbation s'accompagne d'un notable gonflement abdominal, de sueurs abondantes et, pour compléter le tableau, de crises de grande hystérie.

Le Dr Malphettes (d'Albi) a vu la malade à plusieurs reprises et, mettant tout cet ensemble symptomatique sur le compte d'une lésion utérine (pertes blanches), a conseillé le curettage. Il va sans dire que toutes sortes de moyens avaient été mis en usage contre la névrose d'une part, et la lésion génitale de l'autre. Mais, des circonstances particulières ayant empêché l'opération, qui avait été acceptée par la malade, le Dr Malphettes envoya M. C... à Montpellier, dans le service de M. Grasset.

État de la malade à son entrée à l'hôpital Saint-Éloi. — Fille de 23 ans, bien portante, de taille un peu au-dessous de la moyenne, regard vague, teint foncé. — L'intelligence n'est pas brillante.

M. C... tousse souvent; rien à la percussion ou à l'auscultation ne donne l'explication de cette toux sèche et monotone. Anorexie, vomissements alimentaires et aqueux, dépravation de l'appétit; d'après la malade, l'idée seule de manger amène une crise. — Céphalalgie continuelle.

Voies urinaires. — Anurie. C... reste trois, quatre jours sans uriner; depuis deux jours qu'elle est dans le service, elle n'a uriné qu'une fois la quantité de 450 cc (rien de particulier à signaler dans l'analyse qui a été faite).

Force musculaire. — Dynamomètre, 17 k à droite, 21 à gauche; la malade n'est pas gauchère.

Sensibilité. — Diminuée à gauche, complètement abolie à droite, dans toute la moitié du corps correspondant au siège de la douleur iliaque.

L'ouïe est diminuée à droite; le tictac de la montre est faiblement perçu à 10 centimètres.

Rien du côté de l'odorat et du goût.

Anesthésie complète des muqueuses du pharynx, de l'épiglotte et de l'orifice supérieur du larynx, qui permet d'enfoncer impunément le doigt dans toute la gorge et l'arrière-gorge de la malade.

Anesthésie conjonctivale à droite; le contact d'une tête d'épingle sur la conjonctive scléroticale n'est pas perçu.

Vision. — Rétrécissement concentrique du champ visuel, marqué surtout à droite. — Amblyopie, achromatopsie à droite; le bleu n'est pas distingué du blanc par l'œil droit; l'œil gauche établit parfaitement la différence.

La vue se brouille très rapidement pour peu que la malade regarde fixement un objet.

Zones hystérogènes. — Une zone très nette au niveau de la région ovarienne droite, une zone au niveau de la nuque, une troisième au niveau de la région rénale droite, une dernière dans le mollet et le bas de la cuisse droite. — La zone qui a son siège à la nuque provoque, quand on la presse, la sensation de boule montant à la gorge; la pression des autres répond à l'ovaire droit. Quelle que soit la zone que l'on presse, le visage de la malade exprime une très grande douleur.

L'attaque convulsive est maîtrisée par la seule compression ovarienne.

Crise. — Elle offre les caractères classiques de la grande crise hystérique; à noter de grands coups sur le ventre de la part de la malade alternant avec l'enfoncement des poings dans la fosse iliaque droite.

A la fin de la crise, pas de délire, pas d'hallucinations, pas de sécrétions.

Du 14 au 20 mars, huit crises dont une dans le bain.

Le 22 mars, la malade demande qu'on la délivre par n'importe quelle opération et, sur ses instances, elle est envoyée dans le service de M. le professeur Tédenat.

Mon collègue Puech a bien voulu continuer l'observation pendant le temps que la malade a passé dans son service. Voici les renseignements qu'il m'a communiqués :

Lorsque M. C... est envoyée en chirurgie (22 mars), on note du côté de l'abdomen et des organes génitaux les phénomènes suivants :

L'abdomen présente un léger degré de ballonnement sensiblement plus marqué au niveau de la fosse iliaque droite : en ce point, la malade accuse plus particulièrement des douleurs parfois spontanées, mais surtout provoquées par la marche et la station debout. A la percussion, on constate du tympanisme dû manifestement à la distension par les gaz de la première portion du côlon. Le palper réveille également des douleurs dans presque toute la région sous-ombilicale, plus vives cependant dans les fosses iliaques, et permet de sentir quelques vagues points saillants de chaque côté de l'utérus.

Par le toucher vaginal on trouve le cul-de-sac droit abaissé et plus considérable que le cul-de-sac gauche, ce qui tient à la situation de l'utérus, dont le col est porté à gauche et en avant, tandis que le corps est porté à droite et en arrière. L'utérus, peu mobile, est maintenu dans cette situation par des adhérences assez lâches. L'orifice du col est petit et arrondi. Dans le cul-de-sac postérieur, on perçoit vaguement un petit corps arrondi qui paraît être un ovaire prolabé (le gauche). L'exploration des culs-de-sac est douloureuse. Pertes blanches assez abondantes. La dernière menstruation a eu lieu dans les premiers jours du mois.

Le 26 mars, l'ablation des trompes et des ovaires est pratiquée. — Purgatif la veille, précautions antiseptiques habituelles.— L'opération, qui a duré trente minutes, n'a présenté aucun incident : à noter seulement l'existence de nombreuses adhérences péritonéales qui rendirent difficile l'accès sur les annexes et ont allongé la durée de l'opération. L'intestin, qui à deux ou trois reprises avait tendance à faire saillie à l'angle supérieur de la plaie, a été maintenu avec des compresses antiseptiques chaudes. Huit points de suture ont fermé la cavité abdominale.

Le soir : T. 37° ; P. 60.

Examen de la pièce : Les parties enlevées sont représentées par l'ovaire de chaque côté et une portion des trompes ; celles-ci sont flexueuses, légèrement augmentées de volume et épaissies (la trompe gauche mesure 47 millim., la droite 36 millim.). Les ovaires paraissent extérieurement sains, sauf une augmentation de volume marquée pour l'ovaire gauche ; la mensuration donne pour les différents diamètres de cet ovaire : diamètre transverse 42 millim., diamètre vertical 21 millim., diamètre antéro-postérieur 19 millim.—L'ovaire droit offre une forme irrégulièrement arrondie ; son diamètre transverse mesure 26 millim., le vertical 24 et l'antéro-postérieur 21.

Le poids respectif des parties enlevées avec les trompes est 15 gram. pour l'ovaire gauche, $12^{gr},50$ pour l'ovaire droit. — A la surface des deux ovaires, on remarque de nombreuses vésicules de de Graaf dont quelques-unes sont arrivées à pleine maturité.

M. le professeur Kiener a eu l'obligeance d'examiner microscopiquement des fragments d'ovaire et de trompe que nous lui avons portés et de nous remettre une note sur ses recherches :

Il a été fait des coupes sur des fragments conservés dans l'alcool : ces coupes se colorent très mal par les divers carmins dont il a été fait essai. On reconnaît cependant encore les traits principaux de structure : la coupe est parsemée dans sa partie externe de kystes variant depuis des dimensions microscopiques jusqu'à celles d'un pois. La partie centrale est constituée par un stroma fibreux comprenant un grand nombre de vaisseaux contournés sur eux-mêmes et de fort calibre, dont la plupart ont une paroi très mince et semblent creusés dans le tissu fibreux. — Les kystes de la zone superficielle ont une paroi complètement lisse, sans vestige de bourgeonnement papillaire. Sur quelques uns d'entre eux (notamment les plus petits) l'épithélium est conservé, et on voit qu'il est composé d'un épithélium cylindrique stratifié à plusieurs couches ; cet épithélium repose sur une membrane de 3 à 4 centièmes de millim. d'épaisseur, formée d'un tissu conjonctif délicat riche en cellules. Plus en dehors, on reconnaît une tunique fibreuse qui se confond insensiblement avec le tissu fibreux de l'ovaire. Ces kystes paraissent provenir de l'hydropisie des follicules de de Graaf.—Çà et là, de rares follicules de de Graaf à l'état normal et des corps jaunes à différentes périodes de leur évolution

Rien à dire des trompes.

27. T. 37°,5 ; 37°,9. Hier dans la soirée la malade a eu un vomissement; ce matin également. Elle se plaint de douleurs au ventre. — Cathétérisme matin et soir. Champagne et glace.

28. 37°,4 ; 37°,6. Les vomissements ne se sont pas reproduits depuis hier. Rougeur de la face. Ce matin, apparition d'un écoulement sanguin par les voies génitales.

29. T. 37°,3 ; 37°,4. L'écoulement utérin continue.

30. T. 36°,6 ; 37°,9. Se plaint du ventre légèrement météorisé. N'est pas allée du corps depuis l'opération. On fait administrer *illico* un purgatif (Eau d'Hunyadi Janos).

31. T. 37°,7 ; 37°,7. Le purgatif n'a amené une selle qu'hier soir à 10 heures. Aujourd'hui l'écoulement sanguin est complètement arrêté.

1er avril. T. 37°,5 ; 37°,8. Vomissement sanguin ; abondante évacuation intestinale sous l'influence d'un lavement purgatif. L'abdomen est complètement indolore.

2. T. 37°,2 ; 37°,8.

3. T. 37°,2 ; 37°,7.

4. T. 36°,6 ; 37°,6.

5. T. 37°,3 ; 37°,2. Le pansement est enlevé : réunion parfaite. Ablation des fils. Pansement léger maintenu par un bandage de corps.

6. T. 36°,7 ; 36°,8.

7. T. 36°,5. Il faut toujours sonder la malade, qui ne peut uriner seule. Constatation d'une cystite avec un peu de pus dans les urines. — On prescrit 1gr,50 de salol.

11. La malade, qui allait très bien, se plaint du ventre. Le pansement est enlevé, et l'on constate à la partie inférieure de la ligne des sutures un petit abcès qu'une légère pression fait ouvrir ; cette ouverture est agrandie, et par elle on introduit dans la cavité de l'abcès un drain.— Lavage soigneux, pansement.

14. L'abcès est régulièrement lavé et pansé tous les jours. Les urines sont maintenant parfaitement claires, mais il faut continuer à sonder la malade.

19. Le petit abcès marche rapidement vers la cicatrisation. Son fond a été touché à deux ou trois reprises avec le nitrate d'argent. La malade va bien, mange, mais elle ne peut toujours pas uriner, et elle ne va du corps qu'à l'aide de lavements glycérinés.

28. Depuis trois jours, l'abcès est complètement cicatrisé et la malade se lève. Elle est aujourd'hui endormie par nous — hypnose faite par la simple pression sur les globes oculaires. Nous lui commandons d'uriner toute seule, et depuis lors la miction s'est effectuée naturellement et sans le secours de la sonde.

29 et 30. Douleurs abdominales assez vives qui durent encore les 1er et 2 mai ; c'est l'époque menstruelle. — A eu un vomissement sanguin, mais pas d'écoulement génital.

Ces mêmes phénomènes douloureux du côté de l'abdomen se sont reproduits très violents dans les premiers jours de juin.— Le 6 de ce même mois, la malade quitte le service. Les longues marches font naître encore de la douleur, la constipation est habituelle et tenace ; il existe en outre des pertes blanches assez abondantes. Le toucher vaginal, bien moins douloureux que par le passé, permet de constater la souplesse des culs-de-sac vaginaux.

Pendant les deux mois et demi que la malade est restée dans le service de chirurgie, elle n'a pas eu la moindre attaque d'hystérie.

Mais tous les stigmates et tous les signes de la névrose, hémianesthésie, troubles visuels, troubles de la sensibilité, que nous avions notés avant l'opération, ont persisté. La malade est restée hystérique.

Nous ne détaillerons pas son nouveau séjour dans le service médical. Elle n'a plus eu de crises jusqu'au 1er janvier, jour où finissait notre internat chez M. le professeur Grasset, mais elle a présenté des phénomènes très remarquables : ainsi, dans les premiers mois qui ont suivi l'opération, elle marchait avec peine, un peu pliée en deux ; le ventre était ballonné, douloureux surtout à droite à cause des adhérences péritonéales dont nous avons parlé au cours de l'opération. La malade souffrait surtout au moment où elle aurait dû avoir ses règles; qu'elle n'a plus revues depuis la double ovariotomie; des injections sous-cutanées de morphine pouvaient seules la soulager. A noter, avec la diminution de la sécrétion urinaire antérieure à l'opération, un spasme du col vésical nécessitant le cathétérisme, une constipation opiniâtre et des vomissements rendant très difficile l'alimentation, deux ou trois hémoptysies très légères coïncidant avec l'époque supposée des règles.

Pas de changement dans l'habitus extérieur, rien au cœur, rien aux poumons dix mois après l'opération.

En résumé : plus de crises jusqu'au 1er janvier, douleurs abdominales encore très vives et à peu près constantes, suppression des règles, persistance de l'hystérie.

Le 8 janvier, pour un motif futile, une crise de grande hystérie durant une heure environ ; deux jours après, nouvelle crise aussi longue que la première.

On hypnotise alors la malade, et l'on réussit, notamment, à faire disparaître son hémianesthésie droite. Ces pratiques d'hypnotisme n'ont pu être continuées, la malade ayant quitté définitivement l'hôpital vers la fin du mois de janvier.

Nous regrettons de n'avoir pas assisté à ces nouvelles crises : il eût été intéressant de chercher ce que la compression énergique de la région ovarienne droite eût amené pendant l'attaque convulsive. Nous aurions peut-être pu conclure que les phénomènes réflexes partaient non plus de l'ovaire, qui avait été enlevé, mais des anciennes adhérences auxquelles s'en étaient ajoutées sûrement de nouvelles, consécutives à l'opération.

OBSERVATION II.

Hystérie. — Douleurs. — Accidents nerveux. — Castration. — Amélioration marquée ; par le Dr Just-Lucas Championnière, chirurgien de l'Hôpital Tenon, *in* Thèse de Magnin, pag. 92 [1].

Mme X.., âgée de 40 ans, est, depuis nombre d'années, sujette à des douleurs abdominales. Elle rapporte avoir eu une grossesse à

[1] De la castration chez la femme comme moyen curatif des troubles nerveux. Paris, 1886.

l'âge de 23 ans, grossesse normale, terminée régulièrement; suivie de plusieurs fausses couches, sur lesquelles il est impossible d'avoir des détails circonstanciés. Les règles, depuis qu'elle est mariée, ont toujours été l'occasion de douleurs vives. Elles sont assez régulières, mais abondantes et s'accompagnent de pertes de caillots.

Dans l'intervalle des règles, elle souffre constamment dans le ventre, avec un sentiment de pesanteur qui empêche la marche, la promenade en voiture et surtout la montée des escaliers. Les douleurs ont leur foyer au point de départ dans le côté droit du ventre, en un point qui paraît être situé au-dessus ou au voisinage de l'ovaire droit.

M. Championnière la voit pour la première fois en 1885 (février). Elle a déjà consulté plusieurs médecins ; les diagnostics de kyste de l'ovaire, de rein flottant et de fibrome ont été portés. La malade est une femme très intelligente, qui donne les détails les plus précis sur ses sensations et sur tout ce qu'elle a fait jusqu'ici. Elle insiste sur le fait des douleurs qui précèdent de plusieurs jours l'apparition de ses règles au moment desquelles elle a un peu de soulagement.

Elle offre tous les caractères objectifs des hystériques : caractère mobile, parole brusque, caprices de toutes sortes et surtout des attaques de convulsions, rares toutefois et de courte durée, sans grands mouvements.

Elle est d'une grande maigreur. La sensibilité, explorée avec soin, ne fait découvrir aucun point d'anesthésie. Certaines régions toutefois ont échappé à cet examen, surtout pratiqué sur les membres. Il semble plutôt qu'elle ait de l'hyperesthésie, particulièrement au niveau du membre inférieur droit, où elle affirme que la moindre pression est douloureuse. Le seul caractère d'anesthésie qu'elle présente, c'est une insensibilité générale au froid. Elle a toujours trop chaud, bien que la surface du corps paraisse glacée. On n'allume jamais de feu dans sa chambre; elle ne s'enrhume, dit-elle, jamais. Aussitôt après l'extirpation des ovaires, pratiquée sur elle, il a fallu céder à son désir, éteindre le feu, ouvrir les portes et la couvrir d'une façon insignifiante.

La très grande maigreur de la malade rendait l'examen du ventre assez facile, mais la sensibilité exagérée la complique singulièrement. Toute pression est douloureuse sur le ventre, mais aussitôt que l'on vient à presser sur la fosse iliaque droite la malade accuse une vive douleur, et à partir de ce moment se produisent des contractions du droit antérieur du côté droit, qui simulent absolument une tumeur. On s'explique fort bien comment les médecins ont pu croire à la présence d'une tumeur et constater un *rein flottant*.

Si on palpe très doucement, les mains s'enfoncent dans la fosse iliaque et, suivant l'époque de l'examen, on ne trouve rien ou on trouve en dedans, au-dessus du niveau de l'utérus, une tumeur du volume d'une noix. Cette tumeur ne se manifeste que dans les jours qui précèdent l'éruption menstruelle, et après cette éruption disparaît presque complètement. Par le toucher vaginal, le doigt poussé un peu haut dans le cul-de-sac latéral droit la retrouve, provoque une vive douleur, et, chaque fois que cette manœuvre a été pratiquée, les douleurs sont exaspérées pour la journée et quelquefois pour les jours suivants.

Le toucher fait constater un utérus dont le corps est un peu gros, le col médiocrement développé : il est d'une grande mobilité, on le trouve tantôt en antéversion, tantôt en rétroversion complète suivant les jours et les attitudes prises pour le toucher.

Flueurs blanches variables, mais fréquentes. Du côté gauche, on ne sent pas l'ovaire, et il n'y a aucune douleur à la pression de ce côté.

M. Championnière admet que cette malade est avant tout une névropathe, qu'elle présente de la congestion utérine et que la tumeur latérale n'est autre que l'ovaire droit irritable et sujet à des congestions pré-menstruelles qui en augmentent périodiquement le volume. Il est probablement un peu plus gros qu'un ovaire normal.

M. Championnière pense qu'on a le devoir d'épuiser tous les moyens locaux et généraux à diriger contre l'état général et de tenter différents moyens pour prévenir la congestion utérine, source des douleurs. Si on échoue, il restera comme ressource l'extirpation des ovaires, dite opération de Battey, qui aura une influence locale et générale.

Saignées du col, application de sangsues sur le ventre peu de jours avant les règles, applications chaudes sur le ventre, puis tous les médicaments administrés aux nerveux sont passés en revue.

On constate des améliorations passagères et surtout une incroyable sensibilité aux médicaments pris aux doses les plus minimes. Puis, peu à peu, l'état s'aggrave, les douleurs pré-menstruelles se prolongent et débutent sitôt que le mois n'a plus que six ou huit jours de bon ; en même temps, l'alimentation devient presque impossible, la malade ne déjeune plus jamais.

Dans ces conditions, M. Championnière estime que la castration est indiquée. Elle peut donner un résultat excellent en ce qui concerne la modération des phénomènes nerveux graves permanents, puis, à coup sûr, elle fera disparaître les exaspérations menstruelles. Ce seul résultat mériterait l'intervention.

M. Championnière pense en outre que, vu l'éréthisme nerveux, vu la sensibilité extraordinaire de la malade aux médicaments, il est sage de la soumettre à l'avance à un traitement régulier par les injections de morphine. Celui-ci aura le double avantage de faire tomber une partie des douleurs, de modérer les insomnies et d'accoutumer la patiente à la morphine, ce qui sera précieux au moment de l'opération.

L'état général de la malade ne s'amende pas, la difficulté d'alimentation s'accentue, le dernier mois n'a presque pas présenté de jours de répit, la congestion menstruelle a été horriblement douloureuse, l'opération est décidée.

Elle est pratiquée le 27 février 1886 par M. Championnière, avec l'aide des Drs Périer, Terrier et Paul Championnière.

La malade a pris une injection de morphine cinq heures auparavant. Chloroformisation facile. Durée de l'opération : 40 minutes; 80 gram. de chloroforme Yvon ont été employés. Pulvérisation phéniquée tout le temps.

Incision franchement faite de l'ombilic au pubis. L'ovaire droit est trouvé facilement, il contient un petit kyste qui se déchire à la première traction; des veines variqueuses énormes y aboutissent et l'enveloppent.

Deux fils de catgut sont passés au-dessous de l'ovaire, qui *est isolé avec soin de la trompe* de façon à ce qu'il n'y ait absolument que *l'ovaire d'enlevé*. Fils bien serrés et coupés au ras, ovaire enlevé. La partie excisée ne contient que l'ovaire et l'extrémité des grosses veines.

L'ovaire gauche, moins gros, a un certain aspect cicatriciel. Les veines du plexus sont beaucoup moins volumineuses que celles du côté opposé, mais certaines veines contiennent des phlébolithes. — Même traitement, même isolement de l'ovaire, même résection.

Aucune toilette péritonéale n'est faite; il n'y a ni sang ni aucun liquide épanché.

Sutures : fils d'argent profonds, crins de Florence superficiels.

Pansement : gaze iodoformée, gaze phéniquée et sachets de poudre antiseptique employée par M. Championnière (iodoforme, benjoin, quinquina, carbonate de magnésie saturé d'essence d'eucalyptus). Compression du ventre.

Au cours de l'opération, le ventre étant largement ouvert, il a été constaté par M. Championnière et par ses aides qu'il n'y avait ni rein flottant, ni tumeur du foie et pas davantage de fibrome dans le bassin.

L'opération a été bien supportée : quelques vomissements au cours de l'opération. Le réveil est lent ; la respiration est courte, un peu haletante, mais le calme se fait assez rapidement, car la malade ne reçoit pendant les vingt-quatre heures qui suivent qu'un centigramme de morphine en quatre fois.

Aucun phénomène d'excitation ; M. Championnière attribue ce résultat à la préparation méthodique faite avec la morphine pendant les deux mois précédents. L'excitabilité ordinaire habituelle était beaucoup tombée sous cette influence. Ce résultat avait été obtenu très laborieusement, car Mme X... ne pouvait tolérer au début, même un quart de centigramme de morphine, et au moment de l'opération elle en prenait facilement un quart de centigramme en deux fois. Dans la nuit qui a précédé l'opération, à 3 heures du matin, on lui a fait une injection de un demi-centigramme.

Elle dormait au moment où on lui mit les bottes d'ouate avant l'administration du chloroforme.

Au cours de l'opération, la séparation très exacte de l'ovaire et de la trompe a permis la formation d'un pédicule très petit et parfaitement serré.

Les suites de l'opération ont été très simples. Un peu d'excitation dans la matinée du premier jour, où la malade avait refusé les injections de morphine. L'injection faite, l'excitation est tombée.

(Nous passons sur les détails des jours suivants : la température a oscillé entre 37 et 37°,8 ; le 19 mars, réunion parfaite.)

Les deux ovaires ont été examinés macroscopiquement et microscopiquement, l'un par M. le professeur Ranvier, l'autre par M. le Dr Poupinel. Ils présentaient l'aspect normal des ovaires d'une femme de 40 ans.

L'opération a été facilement supportée, quels ont été ses résultats?

D'abord, la disparition complète des règles ; nous les retrouvons quinze jours après l'opération pour la dernière fois. Pendant les mois qui ont suivi, on a noté de temps en temps des poussées douloureuses dans le ventre, fort irrégulières, du reste. Avec beaucoup de bonne volonté, on pourrait les rapprocher de la congestion menstruelle, mais aucune menstruation ne s'est produite, et on n'a vu aucune hémorrhagie complémentaire. La malade a été revue bien des fois et aujourd'hui (5 novembre 1886), huit mois après l'opération, on peut affirmer que tout ce qui tenait à l'éréthisme menstruel a disparu. La malade, qui souffre encore, n'a aucune poussée comparable aux douleurs abdominales qui précédaient chaque éruption menstruelle.

La modification de l'état général a été très rapidement marquée dès la fin de la première semaine ; la malade mangeait beaucoup mieux qu'elle ne l'avait fait depuis longtemps. Elle commença à manger le matin, ce qui lui était impossible antérieurement, et déjeuna depuis régulièrement. L'irritabilité est beaucoup moins grande qu'auparavant. Il semble que le caractère soit entré dans une période de calme.

Les accès nerveux ne sont plus revenus, sauf à une époque toute récente, mais extrêmement atténués.

Malheureusement, l'état local est bien loin d'être aussi satisfaisant. Aussitôt que la patiente a voulu marcher, c'est-à-dire au bout d'un mois, il est revenu des douleurs dans le ventre, en un point fixe, très analogue à l'ancien, soit au-dessus du niveau de l'ovaire droit. Pendant quelque temps la cicatrice, qui est absolument linéaire, avait été douloureuse, mais cela a disparu complètement. Cependant la malade a pu faire deux longs voyages sans être fatiguée.

Pendant une période de deux mois, ses nuits ont été intermittentes: une bonne, une mauvaise, mais cet état s'est dissipé.

La malade ne peut marcher que fort peu, elle va en voiture d'une façon irrégulière.

Toutefois, les points douloureux du ventre sont moins accentués qu'autrefois, et la palpation n'est pas suivie du réveil des douleurs, que l'on observait, quand on la pratiquait d'une façon un peu trop prolongée.

Le 5 novembre 1886, M. Championnière a pratiqué l'examen par le toucher : il a pu constater une différence très manifeste dans l'état des parties. En effet, sans être très volumineux, le corps de l'utérus avant l'opération était augmenté de volume, et cette augmentation devenait plus sensible au voisinage des règles. Cette fois, l'utérus est beaucoup diminué de volume, il est plutôt plus petit qu'un utérus normalement développé. Il est évident qu'il a subi un commencement d'atrophie. En présence de ce résultat, obtenu à une époque encore voisine de l'opération, on a tout lieu de penser que le bénéfice opératoire sera de plus en plus marqué. Cela paraît d'autant plus probable que la sensibilité des culs-de-sac, si vive autrefois à la moindre pression, est aujourd'hui fort émoussée. Pour peu que l'on détourne l'attention de la malade, on masse, en quelque sorte, le cul-de-sac latéral droit avec le doigt, sans qu'elle manifeste de sensation douloureuse.

La patiente a engraissé, son aspect est meilleur. Elle a cherché à atténuer ses douleurs par différents procédés : l'*hypnotisme*, obtenu très facilement chez elle, l'a soulagée. Les aimants et l'électricité statique augmentent ses douleurs.

En somme, il n'est pas possible de nier qu'il n'y ait une grande amélioration locale et générale, et la marche des choses semble indiquer que cette amélioration va toujours croissant.

OBSERVATION III.

Douleurs ovariennes. — Crises d'hystérie. — Opération de Battey. — Guérison : par M. J. TERRIER (Bulletin et Mémoires de la Société de Chirurgie de Paris, 1884 et 1885).

Mme P..., fille et sœur d'hystériques, est très nerveuse ; toutefois, à 16 ans, ses règles s'établissent sans phénomènes hystériformes. Mariée à 22 ans, elle eut au bout de trois semaines une première attaque d'hystérie vraie.

Des troubles utérins survenus peu après déterminent une exacerbation des crises qui, pendant sept mois, reviennent presque tous les jours. Peu à peu, les accidents sont plus rares et n'arrivent plus qu'au moment des époques.

Deux grossesses à 25 et à 28 ans ne provoquent pas de manifestations hystériques, sauf peut-être de la cystalgie, en tout cas ni vomissements, ni salivation, ni attaques de nerfs.

Il y a deux ans, c'est-à-dire à 33 ans, nouveaux troubles utérins et aussi nouvelles attaques hystériques pendant quelques mois seulement.

La malade s'aperçoit que son ventre augmente depuis quatre mois mais elle ne se préoccupe de cet état qu'au moment où elle est prise d'une poussée péritonitique. Or, pendant cette poussée, elle fut incommodée par une salivation excessive qui l'empêchait de dormir la nuit. C'est la seule manifestation nerveuse à noter depuis deux ans.

Le professeur Cornil m'adressa cette malade pour l'opérer d'un kyste ovarique évident.

L'opération, des plus simples, fut pratiquée le 19 février 1884; elle dura vingt-cinq minutes; il s'agissait d'un kyste parovarien, et en outre l'ovaire correspondant, qui était polykystique, fut enlevé.

Pendant que notre Collègue M. Berger l'endormait, Mme P... eut une attaque d'hystérie très nette, qui même entrava un peu l'anesthésie.

Le soir de l'opération, une attaque d'hystérie; deux attaques la nuit suivante, une autre le surlendemain, deux autres la nuit du deuxième au troisième jour ; puis tout cesse le troisième jour.

La température reste assez élevée sans cause appréciable et, soupçonnant du paludisme, on prescrit de la quinine, qui réussit parfaitement.

La malade guérit très bien ; mais du dix-neuvième jour de l'opération au vingt-neuvième, elle a eu presque constamment une salivation excessive qui la gênait beaucoup et lui donnait des envies de vomir.

Enfin, pour compléter l'esquisse de l'état névropathique, Mme P. . se plaint d'une fissure anale très douloureuse pour laquelle elle dut subir l'opération de la dilatation le 11 mars 1884. Cette dilatation fut fatalement précédée d'anesthésie, et la malade fut prise d'attaque hystériforme pendant les inhalations de chloroforme. Une autre attaque eut lieu dans la journée.

En résumé, malgré l'ablation d'un kyste parovarien et d'un ovaire malade, Mme P... reste hystérique, et la nécessité de l'endormir une seconde fois vient nous le démontrer.

Ultérieurement, ces accidents diminueront-ils? Le fait est possible, mais ne peut être préjugé.

Terrier eut la bonne fortune de retrouver sa malade l'année d'après, et il fit une nouvelle communication à la Société de Chirurgie:

Messieurs, dans la séance du 12 mars 1884, j'ai eu l'honneur de communiquer à la Société la relation d'une ovariotomie pratiquée chez une femme très nerveuse et qui parut développer chez elle des accidents hystériques, ou plutôt les réveiller avec une certaine intensité. Depuis cette opération, qui eut lieu le 13 février 1884, et qui consista dans l'ablation d'un kyste parovarien avec l'ovaire droit correspondant au côté du kyste, Mme P... vit ses règles reparaître normalement un mois après. Deux mois plus tard, grande attaque d'hystérie attribuée à un bain froid, accès qui d'ailleurs fut suivi de nouvelles attaques tous les mois, au moment de l'apparition des règles. Rarement il y eut des troubles nerveux entre les deux époques De plus, Mme P... se plaint de souffrir très vivement dans la fosse iliaque droite de l'*ovaire droit*, dit-elle, car elle est persuadée que c'est l'ovaire gauche qui a été enlevé avec son kyste. Ces douleurs sont extrêmement vives au moment des règles, et ce sont elles qui, d'après la malade, déterminent des attaques d'hystérie.

En présence de ces accidents, Mme P... réclama l'ablation de son second ovaire, et j'accédai à sa demande; elle entra donc une seconde fois dans mon service, le 15 décembre 1884.

Par la palpation, on ne perçoit rien d'anormal dans les deux fosses iliaques : toutefois, à droite, il paraît exister une zone douloureuse, qui est le point d'origine d'irradiations douloureuses dans la jambe droite et dans le côté droit de l'abdomen. Du reste, il existe un peu d'anesthésie de ce côté, comme nous le verrons ultérieurement. Le toucher vaginal permet de sentir un col volumineux, irrégulier, bosselé et légèrement dévié à gauche et en arrière. Le corps utérin est peu volumineux et mobile. Le cul-de-sac latéral *gauche* est seul douloureux.

Les urines sont normales en quantité et en qualité.

L'état général n'est pas bon, la malade paraît toujours souffrir et est notablement amaigrie depuis quelque temps. Les règles sont régulières, mais très douloureuses et accompagnées de crises hystériques répétées.

L'ablation du deuxième ovaire fut pratiquée le 3 février 1885, avec l'aide de mes amis Périer, Championnière et Berger. Mon ami et collègue Richelot assistait à l'opération.

L'anesthésie fut un peu longue ; toutefois elle ne détermina pas de grande attaque d'hystérie, comme cela avait eu lieu lors de la première opération. Il n'y eut pas non plus de troubles asphyxiques. — L'opération dura vingt-cinq minutes.

. . . .

(Nous passons sur les détails, qui n'offrent rien à signaler.)

1er mars. Cicatrisation parfaite. Les quelques points de suture qui ont suppuré sont guéris. La malade se lève et porte une ceinture *ad hoc*.

Mme P... quitte l'hôpital le 12 mars 1885, n'ayant plus eu d'attaques de nerfs depuis son opération et ne souffrant plus dans le ventre.

Mme P... rentra de nouveau dans le service le 27 mai 1885, pour se faire opérer d'un ongle incarné, et elle y séjourna vingt et un jours, pendant lesquels nous avons pu nous rendre un compte exact de son état.

Les règles sont revenues une fois depuis sa deuxième opération (le 20 avril 1885); du reste, la malade dit avoir très peu souffert, et cette fois à gauche. L'écoulement a duré cinq jours, et il a semblé normal à la malade, c'est-à-dire ressembler absolument à celui qui se faisait avant d'être opérée. Comme les douleurs étaient fort supportables, Mme P... n'a pas eu de crises nerveuses, ni pendant, ni avant, ni depuis ses règles.

Toutefois, dit-elle, elle se trouve aussi nerveuse qu'avant, peut-être plus, ajoute-t-elle.

Dans tous les cas, la castration n'a pas amené d'engraissement, et la malade est plus maigre peut-être qu'avant la seconde opération.

Le seul fait indéniable, c'est qu'il n'y a plus de douleurs abdominales vives lors des règles et que les crises d'hystérie ont cessé.

Est-ce à dire pour cela que les phénomènes hystériques qu'elle présentait avant cette deuxième opération aient cessé ? Tel n'est pas l'avis de notre parent, le Dr Paul Magnin, qui l'a examinée avec soin avant et après cette opération.

Avant (7 février 1885). Examen au dynamomètre.		Après (24 mai 1885). Examen au dynamomètre	
Main droite...............	28	Main droite...	26 à 27
— gauche..............	30	— gauche	28 à 29
Sensibilité générale : piqûres, toucher, chatouillement, chaleur		*Sensibilité générale :* piqûre égale des deux côtés, chaleur et froid	

et froid un peu plus faibles à droite.	plus sensibles à gauche, surtout aux membres inférieurs.
Sens musculaire: un peu moindre du côté droit, moins de précision de ce côté dans les mouvements.	*Sens musculaire* : la différence est sensible seulement pour les membres inférieurs, et elle est moindre à droite.
Ouïe: oreille droite moins sensible, le bruit paraît plus éloigné.	Même état.
Odorat : diminué légèrement à droite.	Même état.
Langue , *pharynx* : anesthésie légère, sensorielle et tactile à droite.	Même état.
Appareil oculaire : conjonctive et cornée peu sensibles à droite, les couleurs sont plus pâles de ce côté.	Même état.

J'ai revu mon opérée le 7 juillet; elle n'a plus de douleurs abdominales et a un peu engraissé. La cicatrice abdominale, un peu rouge, a 14 centim. et est entièrement sous-ombilicale. Il n'y a pas d'éventration.

Nous trouvons dans la Thèse d'Ami Magnin les détails complémentaires suivants :

Le Dr Paul Magnin a eu l'obligeance de venir voir la malade avec nous, le 1er juillet 1886.

Depuis l'opération, Marie P... n'a eu qu'une ou deux attaques dont une, réellement sérieuse, qui a duré deux heures. Elle avait pris de l'absinthe et attribue cet accès à l'ingestion de cette liqueur qu'elle buvait pour la première fois.

Trois mois après l'opération, elle a été réglée abondamment, le mois suivant de même. Puis, elle est restée trois mois sans voir : ensuite elle a été réglée de nouveau une fois au bout de cinq mois, puis une fois en plus et enfin, pour la dernière fois, la semaine passée. Hémorrhagie abondante, sans douleur aucune.

Elle se plaint seulement de lassitude perpétuelle; elle aurait complètement perdu ses forces, mais, s'il fallait recommencer, elle dit sans hésitation qu'elle se ferait opérer.

Les douleurs ont disparu. Elle a toutefois de temps en temps de petites douleurs insignifiantes à droite, quand elle se fatigue. Elle a facilement mal au cœur. Peu d'appétit. Palpitations. L'état de la sensibilité, tant générale que spéciale, est identiquement le même que lors de l'examen précédent.

OBSERVATION IV.

Hystérie. — Névralgie des deux ovaires. — Congestions avec hémorrhagies abondantes de l'utérus. — Cachexie. — Ablation des deux trompes et des deux ovaires. — Guérison ; par le Dr TERRILLON (Bulletin et Mémoires de la Société de Chirurgie. Août, 1886).

A. D..., âgée de 49 ans, entrée le 25 avril 1886, salle Lallemand, n° 4.

Antécédents héréditaires. — Père mort d'une affection chronique de l'estomac, très nerveux, très irascible ; mère morte à 75 ans d'une fluxion de poitrine, au bout de cinq jours de maladie.

Deux sœurs, dont l'une morte, en 1870, de la variole. Toutes deux très nerveuses ; pas d'attaques.

Deux frères, dont l'un est nerveux.

Dans les antécédents personnels de la malade, on n'a rien à noter dans la première enfance ; pas de fièvres éruptives, pas de gourmes.

Réglée à 14 ans régulièrement ; à l'âge de 15 ans, la malade a souffert de l'estomac : palpitations, décoloration des tissus, chlorose ; a été longue à se remettre, quinze mois au moins.

Mariée à 21 ans, quatre grossesses, jamais de fausse couche : première grossesse à l'âge de 22 ans ; deuxième grossesse à l'âge de 23 ans ; troisième grossesse à l'âge de 24 ans.

Ces trois grossesses ont été bonnes, les suites de couches régulières, l'accouchement simple.

A 25 ans, la malade a la variole. Deux mois de maladie environ, y compris la convalescence.

C'est alors qu'apparaissent des crises nerveuses, revenant trois ou quatre fois par mois. La durée de chacune était d'une heure, d'une heure et demie. La malade perdait connaissance. Les extrémités devenaient froides. Le visage se cyanosait. Jamais d'écume aux lèvres.

Quand la malade revenait à elle, elle accusait une vive douleur au niveau de l'épigastre et au-dessous du mamelon droit.

En même temps, la période menstruelle se prolonge; la durée atteint douze à quinze jours. La quantité de sang perdue, au dire de la malade, est très considérable.

Les douleurs s'accentuent. Elles sont marquées dans le bas-ventre, les reins, le haut des cuisses à l'approche des métrorrhagies. Repos au lit; ferrugineux; ergotine. Neuf années se passent pendant lesquelles, si les douleurs et les pertes continuent, l'état s'améliore quelque peu.

La malade devient grosse pour la quatrième fois. Travail prolongé, quarante-huit heures. Accouchement normal. L'enfant, né vivant, meurt quinze jours après. Retour des couches à trois mois de là.

Depuis ce moment, les métrorrhagies se rétablissent : la malade est presque toujours dans le sang. — Même traitement.

Enfin, en novembre 1885, la malade entre à l'hôpital, dans le service du Dr Jouffroy, et l'on constate :

État de maigreur considérable, teinte jaune, état cachectique, décoloration des muqueuses. Perte de l'appétit. Palpitations.

La malade accuse des douleurs très vives, surtout à la pression dans la région des deux ovaires, particulièrement à gauche. Irradiations dans les reins, les cuisses. Rien au cœur, rien aux poumons. Hémianesthésie à droite.

Par le toucher vaginal, on rencontre un col gros, volumineux, dur, irrégulier, couvert de cicatrices. Pas d'ulcérations. Pertes abondantes, sans odeur. Pas d'hydrorrhée. L'utérus est mobile.

Dans le cul-de-sac postérieur, on perçoit la présence d'une petite masse dure et résistante, peut-être un corps fibreux. On conclut pourtant à la métrite du col.

Peu de jours après son entrée, la malade a une crise douloureuse, plus violente encore. Ballonnement du ventre. Vomissement par deux fois. — Vésicatoire. Pas de soulagement.

On fait alors l'application d'aimants. Au bout de peu de jours, tout se calme, la métrorrhagie cesse, puis bientôt disparaît. L'hémianesthésie disparaît, elle aussi.

Bientôt la malade recouvre l'appétit, se colore un peu, les forces reviennent. Cette femme se lève et demande à descendre au jardin. Au bout de trois mois, elle est si améliorée qu'on peut penser à la renvoyer : on la considère comme guérie.

Mais la métrorrhagie réapparaît au commencement d'avril; elle prend des proportions inquiétantes. Amaigrissement. Perte de forces. Teinte jaune, cachectique. Son état général est si mauvais et la marche si rapide, qu'on pense à une néoplasie. Cependant il n'y a ni écoulement sanieux ni pertes odorantes.

Traitement interne approprié. Injections d'eau chaude donnant un bon résultat. Néanmoins, cet état, où les douleurs et les pertes prédominent, ne cesse qu'au bout de quinze jours.

25 avril. Passage en chirurgie. Chez cette femme profondément anémique, on constate :

Du côté de l'abdomen, une douleur vive, marquée à la pression surtout dans la partie gauche du bas-ventre. L'abdomen, couvert de vergetures, est souple, dépressible mais très douloureux.

Par le toucher, le col est un peu gros, irrégulier, cicatriciel, non douloureux, mobile. Rien dans les culs-de-sac. Le gauche est douloureux.

A l'hystéromètre, on trouve que de la cavité de l'utérus ne sortent ni sang ni mucus, 7^{cm} 1/2. La direction est normale. Un peu d'antéflexion. La castration est proposée.

Opération, le 1er mai 1886, par M. Terrillon, en présence de MM. Monod et Schwartz. Durée totale : vingt minutes.

....

A partir du septième jour, disparition des douleurs qui jusque-là tourmentaient la malade.

27 mai. D... quitte l'hospice de la Salpêtrière; elle jouit d'une excellente santé. L'appétit a repris, et elle a engraissé de 10 livres. Toutes les douleurs ont disparu ainsi que l'écoulement sanguin. La teinte cachectique a cédé la place à une teinte de bonne apparence à la face.

En un mot, cette femme se considère comme ressuscitée et comme ayant changé complètement d'existence depuis son opération.

Novembre 1886. M. Terrillon a revu, il y a quelques jours, la malade. Elle est toujours en parfaite santé, elle engraisse, et la cachexie a entièrement disparu.

OBSERVATION V.

Hystérie. — Ablation des deux ovaires : persistance des troubles nerveux. — Guérison par l'hydrothérapie. (Menzel ; *Beiträge zur Castration der Frauen, Archiv. für Gyn.*, 1885, tom. 26).

Mlle G..., 35 ans, à la suite d'une descente de matrice et des ovaires, atteinte, depuis plusieurs années, de dysménorrhée et de douleurs névralgiques du ventre.

Toutes les eaux minérales ont été employées, et une analyse minutieuse des symptômes indique qu'il ne s'agit pas là d'un catarrhe de l'estomac. Le toucher vaginal, la compression même légère de la région ovarienne provoque un hoquet qui tourmente la malade pendant des journées. De temps en temps, Mlle G... n'est pas en état de marcher ou, si elle fait des tentatives, elle éprouve une douleur très vive dans les régions abdominale et sacrée en même temps qu'une sensation de pesanteur dans les extrémités inférieures. Ces divers symptômes se manifestent principalement à l'approche de la menstruation.

Toute thérapeutique ayant échoué, le médecin propose la castration à la malade, qui l'accepte avec empressement.

L'opération est faite le 21 novembre 1883. — Pannicule adipeux épais ; opération facile par le procédé ordinaire ; les deux ovaires peuvent être enlevés avec les trompes correspondantes. Pas de fièvre. Trois jours après la laparotomie, hoquets ininterrompus malgré tous les moyens employés ; peu à peu tout rentre dans l'ordre spontanément. Les fils de suture sont enlevés le dixième jour. L'extraction d'un fil qui était dans le muscle droit détermine la réapparition de tous les symptômes qui se manifestaient avant l'opération ; pendant quatorze jours, après une compression exercée sur la cicatrice d'une suture, hoquets et vomissements nouveaux. Ces manifestations se calment peu à peu.

L'appétit revient, et le poids du corps de la malade augmente. Survient alors un symptôme nouveau, une coccygodynie empêchant la femme de s'asseoir. Dans l'espoir que cette manifestation douloureuse disparaîtrait spontanément, on se contenta de remèdes anodins, mais comme l'intensité du mal ne diminuait pas, on pratiqua l'extirpation du coccyx. La plaie se cicatrisa rapidement et la coccygodynie disparut tout à fait. Des points douloureux furent constatés plus haut dans le rachis.

Enfin, dans l'été de 1884, l'hydrothérapie amena la disparition complète de ces symptômes, et la malade put être considérée comme guérie.

Mlle G... est revue en janvier 1885 ; la guérison est définitive. Détail intéressant, la pression sur la cicatrice abdominale ne cause plus de douleur.

OBSERVATION VI.

Un cas d'ovariotomie avec hémianesthésie hystérique. — Persistance des phénomènes nerveux après l'opération. — Landau et Remak, *Archiv. de Tocologie* 1884, pag. 356.

Le père de la malade est mort d'une affection cérébrale. Quant à elle, voici son histoire : à 15 ans, à la suite d'une blessure de la région frontale droite, elle a présenté des phénomènes inflammatoires du côté des poumons. Les règles débutèrent à 18 ans, cessèrent pendant un an et reparurent alors, mais d'une façon irrégulière, et cela jusqu'à l'âge de 40 ans. A 20 ans, surviennent des douleurs abdominales, accompagnées de la perte de la sensibilité et du mouvement dans la jambe gauche. En même temps, on découvre dans le côté gauche du ventre une tumeur douloureuse. Neuf ans après, Remak constate une distorsion de la langue, qui est déviée à droite, une aphonie intermittente, des accès de dyspnée et de vomissements, de la toux spasmodique, des convulsions générales. La tumeur abdominale a grossi et entraîne des malaises de plus en plus sérieux. On diagnostique une tumeur ovarienne du côté gauche. L'électricité amène une amélioration suffisante pour que la malade puisse marcher sans béquilles. En revanche, les crises convulsives, qui avaient cessé depuis neuf mois reparaissent très fortes, puis surviennent de la photophobie, du blépharospasme, qui disparaissent par cinq sections des nerfs.

Transportée plus tard dans la clinique nerveuse de Griesinger, on constate des crises convulsives presque journalières, de l'anesthésie du bras gauche, de la jambe gauche et enfin de la moitié droite du corps. Les crises sont accompagnées de douleurs frontales au niveau de la cicatrice. L'excision de la cicatrice ne donne pas de résultats.

Mais la résection du nerf sus-orbitaire fait disparaître les crises convulsives et les troubles de la sensibilité du côté droit.

Quatorze ans après, elle se remet entre les mains de Landau. A ce moment elle présente une aphonie presque complète, une dyspnée intense, une respiration très fréquente (rien au cœur ni aux poumons), des douleurs dans la tumeur abdominale, des nausées, des vomissements. L'électricité fait de nouveau disparaître les douleurs, mais, fait curieux, pendant que la douleur spontanée et à la pression de la tumeur diminue à gauche, ces phénomènes se reproduisent dans le côté droit. La malade présente en outre des phénomènes de dépression constante dans la sphère motrice et sensitive. Toute la moitié gauche du corps est insensible même aux plus fortes excitations cutanées par l'électricité. La sensibilité électro-musculaire est également abolie. De plus, cette hémianesthésie existe au nez, à la bouche, langue, rectum et vagin. L'odorat et le goût manquent absolument à gauche. Par contre, l'ouïe et la vue sont meilleures à gauche qu'à droite. Le membre gauche, amaigri, est plus froid que le droit et présente une faiblesse notable du mouvement.

Landau et Remak admettent qu'il s'agit d'un cas grave d'hystérie et d'une hémianesthésie hystérique dépendant de l'ovaire.

On fait la laparotomie, et on enlève la tumeur ovarienne qui est un kyste dermoïde : résultats nuls. Tous les troubles nerveux sensitifs et moteurs persistent, et l'impotence du membre gauche inférieur s'exagère. On laisse l'ovaire gauche. Pourtant ce n'est pas seulement la région ovarique, mais toute la moitié gauche du bas-ventre, la région lombaire, la crête iliaque, la branche descendante du pubis, le tiers supérieur de la grande lèvre, le cul-de-sac vaginal gauche, qui sont horriblement douloureux, avec irradiation centrale des douleurs.

Landau et Remak en concluent qu'il ne s'agit pas seulement d'une hystérie ovarienne, mais d'une ovarie hystérique avec névrose centrale et projection périphérique de tous les autres symptômes.

« L'ovarie, c'est-à-dire l'hyperesthésie et la névralgie des ovaires, surtout lorsqu'elle s'accompagne d'hémianesthésie, même chez les femmes hystériques ou non, est une affection bien nette, qui doit occuper une place sérieuse parmi les maladies des ovaires.

» Les irradiations des ovaralgies types sur les autres centres d'innervation des nerfs du bassin et la concomitance des névralgies lombo-abdominales dans l'ovarie font de celles-ci un phénomène particulier qui ne dépend nullement de modifications anatomiques des organes génitaux.

» L'ovarie n'est pas la cause de l'hystérie ni des autres manifestations de l'hystérie, comme par exemple l'hémianesthésie, mais une localisation souvent typique de l'hystérie. Mais elle peut exister sans hystérie. *L'extirpation des ovaires, conseillée comme moyen de guérir l'hystérie et même l'hystérie ovarique, ne donne pas des résultats satisfaisants.*»

OBSERVATION VII.

Grande hystérie.— Guérison opératoire après castration.— État général aggravé (Bruntzel; *Archiv. für Gynækologie*, 1880, vol. XVI, pag. 114, observ. IV).

Mélanie K..., 33 ans, femme d'un employé. A toujours été bien portante. Menstruation s'est établie à l'âge de 11 ans, les règles revenaient toutes les quatre semaines, duraient trois ou quatre jours sans douleurs. La malade s'est mariée il y a neuf ans; pendant la première année du mariage, menstruation régulière quoique douloureuse; pendant la deuxième année, les règles ont cessé pendant quelques mois et alors ont commencé des convulsions presque toujours toniques précédées d'aura; les convulsions étaient parfois cloniques, et dans ce cas la perte de connaissance était plus longue. La durée des accès était d'ailleurs variable. La réapparition des règles n'a rien changé : les convulsions précédaient les règles et dans l'intervalle des périodes menstruelles, s'il n'y avait pas de convulsions, on notait la boule hystérique, l'angoisse précordiale, des vertiges, de la diplopie, de l'anesthésie passagère accompagnée de parésie des extrémités inférieures. Pendant ce temps, la malade avait été traitée sans succès par quantité de médecins : l'un d'eux lui avait fait des scarifications méthodiques sur le col utérin, mais avait dû abandonner ce traitement au bout de peu de temps à cause des crises qu'il provoquait.

La malade entre alors dans le service de Spiegelberg. C'est une femme grasse, de taille moyenne; le visage et les muqueuses sont pâles. Le vagin est étroit, le col porte des cicatrices nombreuses ; l'utérus, de dimensions normales, est en antéflexion légère ; l'ovaire gauche douloureux à la palpation est parfaitement senti dans la fosse iliaque gauche, il n'est pas augmenté de volume ; l'ovaire droit ne peut être perçu. Si on presse sur les parois abdominales dans la région ovarienne, on provoque immédiatement une série de hoquets qui durent quelques heures et qui sont interrompus par des accès de rire ou de pleurs convulsifs. La motilité et la sensibilité sont partout normales.

La malade attendait son salut de la castration seule. Pendant les quelques jours qu'elle passa à la Clinique avant l'opération, elle n'eut jamais de convulsions spontanées ; la pression des ovaires était seule capable de provoquer les accès typiques dont nous avons parlé : cependant parfois la voix devenait spontanément rauque.

L'opération fut faite le 4 novembre 1879, sans incident et dura quarante-cinq minutes. L'accoutumance de la malade aux narcotiques avait rendu l'anesthésie difficile. Les deux ovaires sont enlevés sans trop de peine : le droit n'était pas augmenté de volume, le gauche était couvert de quelques kystes qui se crevèrent par la pression.

Une demi-heure après l'opération, surviennent des hoquets que l'on fait cesser par une injection hypodermique de 1 centigr. de morphine. T. 37°,7 ; P. 112.

Deux heures après, grande attaque ; tête en extension forcée, yeux fermés convulsivement ; extrémités en extension tétanique, mains convulsivement fermées, ongles entrant dans la paume de la main. Sensation de douleur abolie, pas de réaction au pincement le plus fort. Peu à peu. arrive la phase de résolution, et l'accès est terminé par un long soupir et le désir de boire, que la malade manifeste en portant la main à la bouche. Les sens restent un peu troublés : la malade tutoie tous les assistants et promet d'être sage quand on lui parle. A 6 heures du soir, nouvelle injection de 1 centigr. de morphine. La malade revient à elle et reconnaît son entourage. A 10 heures du soir, T. 37°,1 ; P. 96. Cathétérisme et injection de morphine pour assurer le sommeil.

5 novembre. 8 heures du matin. T. 37°,1 ; P. 88. Nuit mauvaise mais pas de crises. La malade regarde avec étonnement autour d'elle et ne reconnaît personne ; de temps en temps, elle dit quelques mots incompréhensibles ; la journée se passe sans accès.

6. Nuit bonne ; hémorrhagie utérine légère, épigastre un peu douloureux. La malade se plaint de chatouillements au larynx et tout à coup, au milieu de hoquets fréquents, devient aphone. Cette perte de la voix n'est que passagère, et le soir l'état général est parfait.

7. Le pansement est renouvelé. La plaie a un très bel aspect ; les sutures superficielles sont enlevées. Pendant que l'on procède à un

pansement nouveau, hoquets fréquents. Dans la journée, vomissements de mucus verdâtre. L'hémorrhagie utérine est plus abondante. Il est indispensable de faire, le soir, une injection de morphine pour empêcher les accès.

9. Toutes les sutures profondes sont enlevées ; la plaie est fermée par première intention. Pendant le pansement, nouveaux hoquets provoqués par la pression directe des parois abdominales, tandis que cette même pression à travers le pansement ne déterminait aucune crise. Dans la soirée, accès de pleurs convulsifs.

11. La malade se sent bien, elle reçoit dans l'après-midi la visite d'un de ses parents et à l'excitation joyeuse succède une crise qui dure une demi-heure et se termine par des larmes. Cette crise est suivie d'une autre à quatre heures d'intervalle.

12 et jours suivants, pendant le changement de pansement, hoquets, vertiges, aphonie, mais tout cela de durée très courte.

17. La malade veut partir : le toucher vaginal ne révèle rien d'anormal ; la pression des parois abdominales correspondant aux ovaires ne provoque plus de convulsions cloniques, mais toujours des hoquets plus ou moins longs.

Quelques mois plus tard, la malade est revue : son état, loin de s'améliorer, s'est plutôt aggravé ; elle a des crises et des crampes que la morphine ou le chloral seuls peuvent arrêter et encore pendant un temps très court. Les attaques durent cinq à six heures et présentent toujours le même caractère. La malade ne peut uriner spontanément, et le cathétérisme amène souvent de grandes attaques ; l'abdomen est fréquemment météorisé.

En somme, la malade nous offre le tableau de la grande hystérie (hysteria gravis), contre laquelle l'opération n'a rien fait. La menstruation n'est plus revenue.

OBSERVATION VIII.

Hystérie. — Castration. — Guérison opératoire. — Amélioration passagère. — Retour des accidents. — Nouvelle laparotomie, nouvelle amélioration. — Retour définitif des accidents hystériques ; par Prochownik, *Beiträge zur Castrationsfrage*, in *Archiv. für Gyn.*, 1887, tom. XXIX.

Mme S. P..., 37 ans, de Hambourg, mariée depuis douze ans avec un ouvrier. A eu un enfant ; les suites de couches ont été normales, mais après l'accouchement se montrèrent des douleurs persistantes au sacrum qui faisaient marcher la malade de travers. Il n'y a pas eu d'autre grossesse, et la femme, sans être évidemment malade, est restée faible, déprimée psychiquement; elle n'a plus le goût du travail, pleure pour le motif le plus futile, a des nausées, des maux de tête et des attaques d'hystérie.

Depuis le mois d'avril 1882, elle se plaint de douleurs dans le côté gauche de l'abdomen, quelquefois aussi dans le côté droit, et ces douleurs, à peu près constantes, s'augmentent avant la menstruation et diminuent pendant l'écoulement des règles ; elles s'exaspèrent par le toucher vaginal et s'irradient dans les membres inférieurs.

A la palpation abdominale, on trouve, des deux côtés de l'utérus, deux tumeurs assez molles, de forme allongée, médiocrement douloureuses en temps ordinaire, mais devenant plus grosses et aussi plus sensibles avant et pendant la menstruation.

Il existe un point précis, par la pression duquel on peut provoquer tous les phénomènes hystériques, à l'union de la paroi postérieure du vagin, très raccourcie, avec la lèvre postérieure du col. Cette paroi postérieure du vagin adhère intimement au tissu prérectal de sorte que le cul-de-sac de Douglas n'existe plus.

Le toucher pratiqué pendant l'anesthésie chloroformique montre que les tumeurs allongées dont nous avons parlé plus haut sont non pas les trompes, mais les ovaires.

Pendant une année, après plusieurs autres médecins, j'ai tâché par toutes sortes de traitements d'apporter un adoucissement à l'état de la malade ; je pensais avoir affaire à une périmétrite atrophiante provoquant une hystérie très grave, et je supposais que l'altération des ovaires en était la conséquence. Les moyens mis en usage me donnèrent quelque amélioration mais passagère.

Au printemps 1884, hémorrhagie abondante suivie d'un accroissement des tumeurs abdominales, avec fièvre et symptômes de péritonite.

Mars 1884. La castration est pratiquée.

Intervention très difficile. Ovaire gauche dégénéré dans un kyste gros comme une orange; il éclate pendant l'extirpation. La trompe, à peu près méconnaissable, et le ligament correspondant sont enlevés. — Ovaire droit de la grosseur d'une pomme, forme allongée; occupe tout le ligament de l'ovaire et touche l'utérus ; il éclate également pendant qu'on le détache, son contenu liquide est blanc, muqueux, avec des corpuscules de pus abondants. Les adhérences dans le petit bassin sont détruites autant qu'il est possible. On essaye de reconstituer le cul-de-sac de Douglas en séparant le rectum du vagin et en mettant entre les deux surfaces ainsi créées une certaine quantité d'iodoforme.

Les suites de l'opération sont régulières.

La castration semble d'abord avoir produit un excellent résultat : la malade augmente de poids, la ménopause s'est faite, l'état général et l'état psychique sont améliorés, la névrose est silencieuse.

Mais, six mois après l'opération, les douleurs abdominales reviennent, avec une pesanteur constante au sacrum. Les adhérences entre le rectum et le vagin se sont reproduites et, malgré tous les efforts, les phénomènes complexes que l'on avait observés avant l'opération se montrent de nouveau. Seule, l'exaspération régulière prémenstruelle fait défaut. Des hémorrhagies survenant à des époques indéterminées épuisent la malade.

Le diagnostic d'hystérie centrale est posé.

La malade est allée consulter un autre médecin, qui a fait une deuxième laparotomie.

Pendant six mois environ, l'amélioration produite par cette deuxième opération a été plus grande que la précédente, mais peu à peu les mêmes symptômes sont revenus avec des hémorrhagies irrégulières, et tous les traitements possibles restent impuissants contre cette névrose si tenace.

Cette observation, de même que la suivante, offre cette particularité intéressante qu'après deux améliorations réelles et prolongées, le retour des pertes irrégulières amena la réapparition des troubles nerveux.

OBSERVATION IX.

Hystérie. — Castration. — Amélioration marquée suivie de pertes et de retour des accidents hystériformes; par H. Fehling, *Zehn Castrationen*, in *Archiv. für Gynækologie*, 1884, vol. XXII, pag. 441, observ. IX.

M. J..., âgée de 30 ans, tomba malade dans sa vingtième année, bientôt après l'apparition des règles. Il se déclara à cette époque des accidents hystériques (paralysie d'un des membres inférieurs). Les parents sont cousins.

La malade fut prise d'une antipathie si violente contre certains membres de sa famille que l'on fut obligé de l'interner pendant cinq ans dans une maison de santé, où elle fut soumise à un traitement général pendant deux ans ; puis le traitement local de l'utérus lui fut substitué, avec quelque succès. La malade se plaignait de maux de tête, d'insomnie et de légères convulsions ; son appétit était irrégulier et elle souffrait, par moments, de constipation opiniâtre. Entre ses époques, elle ressentait des douleurs dans les reins et dans la région inférieure gauche de l'abdomen, qui, avant l'apparition des règles et pendant leur durée entière, étaient si violentes qu'elles occasionnaient une excitation marquée, des maux de tête, de l'insomnie, des convulsions localisées aux membres et même des accidents de manie et des hallucinations. C'est à ce moment que les douleurs se déclaraient avec le plus d'intensité.

Examen.—Col conique, orifice étroit; l'utérus, placé normalement, est sensible, surtout à l'introduction de la sonde, qui pénètre, du reste, facilement. L'ovaire droit se trouve sur le côté de la matrice ; il est mobile et petit. L'ovaire gauche est situé plus haut ; il est plus gros, plus douloureux et moins mobile. Après deux ans et demi d'essais thérapeutiques, qui restèrent sans résultat, la castration fut conseillée.

3 novembre 1882. Castration.

Le premier temps s'effectua avec difficulté, à cause de l'épaisseur de la couche graisseuse sous-cutanée, qui mesurait 6 centim. L'ovaire droit fut trouvé de suite et tiré au dehors avec assez de facilité. Double ligature. Excision avec ciseaux.

L'ovaire gauche était moins mobile; il fallut pour le retirer rompre quelques adhérences, et son excision fut difficile. Le Paquelin ne fut pas employé.

Température au deuxième et troisième jour : 38°,8.

Le pouls ne monta jamais au delà de 90. — A partir du quatrième jour, il se fit, pendant un mois, un écoulement sanguin par le vagin.

Le résultat immédiat fut étonnant. Au commencement de 1883, après une convalescence assez longue, la malade se mit à engraisser. Elle pouvait marcher deux heures sans ressentir de douleurs, elle dormait bien, son esprit avait repris son état normal ; mais au mois de mai il se déclara une hémorrhagie après six mois de cessation de tout phénomène de menstruation. Dès lors, son état général s'aggrava : les douleurs dans le côté gauche, l'impossibilité de marcher, l'insomnie, etc..., reparurent.

Les accidents psychiques ne se montrèrent pourtant pas avec la même intensité qu'auparavant.

Depuis cette époque, elle a des pertes irrégulières, accompagnées parfois de douleurs très vives, qui persistèrent, en une occasion, pendant cinq semaines.

Examen (octobre 1883).—A gauche de l'utérus, qui a lui-même beaucoup diminué de volume, l'on perçoit une tumeur rénitente, sensible, grosse comme un œuf de pigeon, qui, au moment des époques, devient beaucoup plus volumineuse et plus douloureuse.

OBSERVATION X.

Hystéro-épilepsie. — Castration.— Amélioration nulle; par H. Fehling, *Zehn Castrationen, Archiv für Gynækologie*, vol. XXII, pag. 441; obs. x, pag. 449.

Mme B..., âgée de 23 ans, est malade depuis six ans. Elle vit ses règles pour la première fois à l'âge de 13 ans; elles se montrent, du reste, à des intervalles variant entre trois et douze semaines, sont peu abondantes, ne durent que quelques jours et sont accompagnées de douleurs intenses, qui, depuis quatre ans, se sont localisées des deux côtés dans le bas-ventre et qui persistent même après la disparition des époques.

Elle souffre aussi des deux extrémités inférieures et se trouve dans l'impossibilité de marcher. Depuis deux ans, tous les jours, elle a des vomissements après chaque repas, et depuis le mois de janvier 1882 elle est prise d'attaques hystéro-épileptiques, qui durent parfois une demi-heure ; la malade ressent, vingt-quatre heures auparavant, une aura dans le bas-ventre.

Elle a consulté Saxinger, qui l'a soignée pendant longtemps sans lui procurer de soulagement. Les attaques se déclarent tous les jours, durant de une demi-heure à une heure et demie, accompagnées de fortes convulsions cloniques, d'opisthotonos, de coma partiel et de dilatation des pupilles.

Mme B... est très anémique; le cœur et les poumons sont sains.

Elle souffre d'une légère gastrite chronique. — Le col de l'utérus est petit, dur ; le corps est hypertrophié, mobile, en antéflexion. —

Les deux ovaires sont faciles à toucher : l'ovaire droit, gros comme une noix, est peu mobile, le gauche est plus petit et plus mobile.

20 novembre 1882. Castration : l'administration d'un anesthésique ne réussit pas même à combattre la contracture des muscles abdominaux, si bien que l'introduction de la main dans la cavité péritonéale et l'extirpation des ovaires sont rendues très difficiles. — Cependant, avec l'aide du Paquelin, l'opération se fait sans trop de peine. Bien que la température n'ait atteint qu'une fois 38°,2 (dans le vagin), la convalescence est longue : d'abord la malade souffre de vomissements violents ; puis, au troisième jour, sans altération du pouls, il se produit un ballonnement marqué du ventre, qui augmente au début, mais qui, après des frictions, disparaît rapidement. Ensuite les vomissements et les attaques cessent, mais il existe encore un écoulement vaginal sanguin, et la malade est prise une fois d'épistaxis. Elle est renvoyée au bout d'un mois.

Quelque temps après, elle m'écrit que les vomissements après chaque repas et que les douleurs abdominales ont reparu. Elle avait été obligée de soigner une belle-sœur très malade : le soir de sa mort, elle eut une attaque épileptiforme suivie de coma.

Depuis cette époque, son état ne s'est point amélioré. Les règles ne sont jamais revenues.

OBSERVATION XI.

Fibrome et accidents hystériformes. — Castration. — Guérison opératoire. — Très légère amélioration ; par H. Fehling ; *Zehn Castrationen, Archiv. für Gynæk.*, 1884, vol. XXII, pag. 441 ; observ. VI, pag. 445.

Mlle E. E..., âgée de 33 ans, souffre depuis sa douzième année de maux de tête causés probablement par des fatigues d'école. Lors de l'apparition des règles, il se développa un état nerveux très marqué ; la malade ne pouvait supporter aucune contrariété, pleurant à propos d'un rien. Elle se préoccupait tellement de ces accidents qu'elle devint hypochondriaque et hystérique. Des malheurs de famille vinrent aggraver les troubles qui existaient déjà, et, à une certaine époque, ses règles disparurent pendant deux ans. Elle souffrit alors de constipation opiniâtre et de catarrhe de l'estomac. Puis les règles se montrèrent de nouveau sans douleurs, pendant une période de deux mois, pour cesser ensuite pendant trois ans, et reprendre pendant un ou deux jours. Elles furent suivies de flueurs blanches pendant huit ou dix jours, accompagnées d'accidents plus marqués du côté de l'estomac.

Premier examen. — (Un an avant l'opération), vagin long, étroit, col hypertrophié, surtout dans sa partie postérieure, corps de l'utérus hypertrophié (analogue à l'utérus du troisième mois de la grossesse). Tumeur dure dans la portion postérieure et supérieure ; la cavité est large, de 3 centim. plus longue que la normale. Les deux ovaires sont faciles à toucher sans avoir recours à l'anesthésie. L'opération fut conseillée surtout pour obtenir l'arrêt du développement du fibrome, qui augmentait rapidement de volume. L'on espérait modifier, en même temps, l'état nerveux.

9 décembre 1881. Opération.

Couche adipeuse sous-cutanée peu épaisse, hémorrhagie insignifiante. Après l'ouverture du ventre, la tumeur se présenta à l'angle inférieur de la plaie ; les deux ovaires furent facilement atteints et tirés au dehors avec leurs ligaments, extirpation d'après la méthode habituelle.

Pas de réaction ; la température monta une fois à 38°, le cinquième jour. Le sixième jour, apparition d'écoulement sanguin par le vagin, qui dura quatre semaines. Convalescence lente. Les règles n'ont jamais reparu, et la tumeur a diminué de volume.

Au point de vue psychique, amélioration très légère.

OBSERVATION XII.

Douleurs. — Convulsions périodiques. — Castration. — Amélioration ; par le Dr G. Schmalfuss, assistant de la clinique de Hegar (Fribourg) *Archiv. für Gynæk.* 1885, pag. 4, observ. XXV.

C. W..., âgée de 23 ans, n'a jamais eu d'enfant. Elle souffre de douleurs généralisées, de convulsions périodiques et de maux de tête. Elle a, en plus, une insuffisance mitrale. L'utérus est volumineux, ainsi que l'ovaire droit, qui est adhérent.

2 janvier 1880. Opération.

10 septembre 1883. Elle a perdu deux fois, en quantité insignifiante ; depuis lors, la ménopause s'est établie. Les attaques reviennent de temps en temps (quatre fois dans l'année), mais elles sont très atténuées. Son état général est meilleur.

Octobre 1884. Dans l'année qui vient de s'écouler, la patiente n'a eu que deux accès convulsifs. Elle souffre quelquefois de son cœur.

OBSERVATION XIII.

Hystéro-épilepsie. — Castration.— Guérison; par le professeur W.-T. Howard. — *American Journal of medical Sciences*, octobre 1886.

Mlle J. H..., 23 ans, me consulta en 1882 pour des douleurs ovariennes intolérables et des convulsions violentes au moment des règles. La compression des ovaires aggravait les accidents. Elle avait aussi, à l'époque des menstrues, des hémorrhagies ombilicales et buccales.

15 novembre 1883. Ablation des ovaires et des trompes. Les ovaires, deux fois plus volumineux que normalement, étaient dégénérés.

Guérison rapide. — La malade n'a jamais eu d'écoulement sanguin vaginal, mais a vu encore quelquefois des pertes par l'ombilic.

Mars 1886. La malade se porte absolument bien et s'est mariée.

OBSERVATION XIV.

Névralgie ovarienne. — Hystérie. — Castration. — Guérison; par le Dr Schramm, *Centralblatt für Gynæk.*, 1885.

Mlle X..., âgée de 33 ans, non mariée, souffre, depuis l'âge de 14 ans, de menstruation douloureuse accompagnée de névralgies de la face. Depuis 1868, elle a des accidents hystériques graves. Tout traitement resta infructueux ; en 1882, on lui fit, dans un but thérapeutique, une injection de lait dans la vessie. Cela lui a causé une incontinence d'urine, dont elle souffre presque continuellement depuis lors. Elle est morphinomane.

Examen. — Utérus en légère antéflexion, ovaires sains. La méthode mécanique Mitchell-Playfair apporte quelques modifications dans les accidents nerveux et dans l'incontinence ; l'hydrothérapie amène une amélioration dans les attaques hystéro-épileptiques, que l'on pouvait, du reste, faire cesser par la compression des ovaires. Cependant, la malade réclame une intervention chirurgicale à cause de douleurs générales qui n'ont pas cessé. Je refuse à plusieurs reprises, et il se développe chez elle une véritable manie, qui occasionne le retour de tous les accidents.

11 novembre 1884. Castration.

La malade se lève au seizième jour, guérie.

Jusqu'à présent (quatre mois après l'opération), les douleurs n'ont pas reparu. *Je n'ose pourtant pas espérer d'avoir obtenu la guérison définitive des phénomènes hystériques.*

Ovaire droit : légère dégénérescence kystique des follicules.

Ovaire gauche : sain.

Nous avons choisi, parmi les observations publiées, celles qui nous ont paru offrir le plus d'intérêt clinique. Depuis que l'opération de Hegar et Battey se pratique dans les cinq parties du monde, le nombre des faits publiés est si grand qu'il est capable, dit Tissier, de décourager le compilateur le plus acharné.

La castration est-elle légitime dans l'hystérie et quels résultats le chirurgien peut-il attendre d'elle ? C'est ce que nous discuterons dans notre troisième et dernier chapitre.

CHAPITRE TROISIÈME

Opportunité de l'intervention chirurgicale.

DISCUSSION.

« Pour déclarer guérie une hystérique, il faut l'avoir vue plusieurs années après sa guérison .. Aussi doit-on mettre au rang des fables toutes ces prétendues guérisons rapides obtenues à l'aide de telle ou telle médication, attendu que beaucoup d'auteurs ont regardé comme une guérison complète la suspension des symptômes de l'hystérie ou même le simple arrêt des attaques d'hystérie[1]. »

Ces paroles de Briquet sont justifiées par les résultats rapides et en apparence merveilleux obtenus par les traitements les plus variés; ici c'est le massage, là le changement d'air, ailleurs l'électricité, la quinine, l'hydrothérapie, qui ressuscitent les malades. « On ne saurait, comme l'écrit Tarnier dans la préface du Traité d'Hégar et Kaltenbach, user de trop de prudence et de trop de réserve ; j'en donnerai un exemple. Une jeune femme, hystérique et paraplégique, ressentait de très vives douleurs dans les régions ovariques ; tout traitement médical restant inefficace, on lui conseille la castration ; elle consulta alors séparément deux chirurgiens, l'un français, l'autre américain, qui tous deux furent d'avis que l'opération était bien indiquée et se déclarèrent prêts à la pratiquer. On m'appela en consultation pour savoir si l'on devait faire choix du chirurgien français ou du chirurgien américain. Je conseillai tout simplement à la malade de surseoir à

[1] Briquet; *op. cit.*

l'opération et de suivre un traitement hydrothérapique rigoureux. Heureusement, mes conseils furent écoutés, et cette jeune femme est aujourd'hui bien portante et en possession de ses deux ovaires. »

Nous pouvons rapprocher de ce cas celui que Verneuil a communiqué à la Société de Chirurgie en 1886 :

« Une dame était atteinte d'une hyperesthésie ovarienne qui l'obligeait à garder le lit constamment ; on sentait un des ovaires dans le cul-de-sac recto-utérin, très douloureux au toucher. C'était là un cas où l'opération de Battey paraissait indiquée ; cependant elle ne fut pas pratiquée, et, après avoir perdu de vue cette malade, j'ai appris que sans opération tous ces phénomènes avaient disparu. »

W. Baker, Emmet, Dauchez, Chamberlain, Goodell, Polaillon, Pajot, rapportent de nombreux exemples de femmes qui auraient pu tomber sous le bistouri d'un opérateur et qui, sans intervention sanglante, jouissent d'une santé parfaite.

Pichevin, dans sa Thèse[1], raconte qu'il a observé une jeune fille qui avait été soignée, un an auparavant, par un jeune et distingué médecin des hôpitaux. Cette jeune personne avait des douleurs intolérables dans le bas-ventre pendant des mois et presque sans interruption. Un traitement méthodique dirigé contre l'hystérie et quelques vésicatoires sur l'un des ovaires finirent à la longue par avoir raison des troubles utéro-ovariens. A l'heure actuelle, cette jeune fille ne souffre plus et n'a même pas les signes manifestes de l'hystérie. Mais ce qu'il y a d'intéressant à noter, c'est que le médecin traitant avait recommandé avec insistance à la mère de la jeune fille de ne pas consulter un chirurgien, et il avait affirmé qu'il réussirait à guérir sa malade par des moyens très simples. L'événement a prouvé que ce clinicien ne s'était pas trompé. Cette jeune fille a échappé certainement à la castration qu'on aurait pu lui appliquer.

[1] Des abus de la Castration chez la Femme, Paris, 1889.

Ici, l'hystérie a été traitée d'une manière rationnelle, et la guérison n'a pas lieu de surprendre. Mais que dire de ces succès en quelque sorte miraculeux obtenus par la flagellation, par l'automutilation (une nerveuse atteinte d'agitation maniaque s'arrache la langue « sur laquelle s'est posé le diable » et guérit rapidement de son état mental), par la suggestion et la simulation de l'opération? Les faits de ce genre abondent. Gilette, Chamberlain, James Israël, Dawson, pour ne citer que les principaux, ont montré qu'on peut guérir les hystériques en simulant une oophorectomie. L'observation suivante, empruntée à Chiarleoni, vaut la peine d'être rapportée.

OBSERVATION XV.

Hystérie guérie par suggestion d'une castration simulée (*Chiarleoni, Gazetta degli ospitali, Annal.* nos 8 et 9, 1888).

Jeune fille, 29 ans, jusqu'à 20 ans bien portante. En 1878, effrayée par un incendie, convulsions, hystérie nette : cessation de la menstruation. Reste au lit pendant huit ans. Tout traitement médical a échoué. Vomissements incoercibles, état d'extrême faiblesse et d'excessive maigreur. Chiarleoni pense à la castration. Il pourrait bien se faire que, eu égard à l'extrême émaciation générale, les ovaires fussent atrophiés, et alors à quoi bon les enlever !

Chiarleoni, se rappelant des guérisons pour ainsi dire miraculeuses des maladies nerveuses, obtenues à l'aide des moyens destinés à frapper le moral des malades et considérant comme sérieuse la guérison obtenue par Bernheim à l'aide de l'hypnotisme, voulut essayer, avant de tenter un traitement radical, une opération suggestive, avec l'intention de frapper l'imagination de la malade, d'autant plus qu'elle était parfaitement convaincue que la castration seule pouvait la guérir, et *qu'elle réclamait incessamment l'opération depuis plusieurs mois.*

30 mai 1887. Chiarleoni chloroformisa la malade et l'examina. Rien à utérus ni annexes. Incision superficielle de la paroi abdominale, sutures, pansement antiseptique.

A peine réveillée, elle peut, pour la première fois, depuis de longues années, étendre les membres inférieurs. Guérison rapide. Dès le premier jour, les vomissements cessèrent, sommeil pendant toute la nuit, et la malade commença à manger.

Le cinquième jour, écoulement sanguin des organes génitaux. Le quinzième jour, elle quitte le lit pendant quelques heures. Elle a engraissé. La menstruation s'établit, et, deux mois après l'opération, la malade rentre dans sa famille. Guérison.

Ce cas et ceux d'autres opérateurs démontrent que, chez les opérées de la castration, la guérison peut n'être pas toujours due uniquement à l'ablation des ovaires, mais souvent à l'acte opératoire qui frappe l'imagination des malades, ainsi que le pense Bernheim, et qu'avant de faire la cure radicale, il serait peut-être bon de tenter une *farce chirurgicale*.

Pourquoi l'ovaire n'aurait-il pas les mêmes droits à la circonspection que le testicule ? Tandis que l'on pousse la chirurgie conservatrice jusqu'à ses dernières limites quand il est question du testicule, on sacrifie sans hésiter les ovaires et, sous prétexte qu'il faut laisser au malade «un testicule moral», le couteau épargne souvent la glande séminale désorganisée et devenue inutile. Il est vrai que la femme ne se trouve pas inférieure à elle-même après la castration ; l'homme, au contraire, privé des attributs de son sexe, a bien des fois cherché dans le suicide un moyen d'effacer ce qu'il considérait comme un déshonneur. Mais, si on enlève l'ovaire douloureux, on devrait également pratiquer l'ablation du testicule douloureux des hystériques mâles. Or, ceux-là mêmes qui sont partisans de l'opération de Battey pour l'hystérie repoussent la castration dans le cas de névralgie testiculaire. A cet égard, Terrillon et Monod sont très affirmatifs[1].

Si en enlevant les ovaires, on était sûr de guérir complètement la malade et de la débarrasser à tout jamais de ces crises hystériques qui, par leur intensité et leur fréquence, sont pour elle un vrai supplice. Mais rien n'est moins certain, nous l'avons vu par la lecture de nos observations I, II. III, VII, VIII, IX, X, XII,

[1] Terrillon et Monod ; Malad. du testicule.

les accidents ont persisté, les crises sont revenues, atténuées il est vrai, et les malades, privées de leurs ovaires, ont été soulagées par d'autres médications, l'hydrothérapie (Obs. v), l'hypnotisme (Obs. I et II).

Comment le doute ne viendrait-il pas à l'esprit, quand on entend Terrier dire à la Société de Chirurgie[1]: « J'ai enlevé, il y a quinze jours, sur une jeune femme un kyste de l'ovaire. Cette jeune femme, qui depuis quelques années n'avait jamais eu aucun accident nerveux, a présenté immédiatement après l'opération une série de crises hystériques subintrantes qui n'ont pas été sans m'inquiéter sérieusement depuis quelque temps. Ces crises ont diminué ; disparaîtront-elles après la guérison, je l'ignore ; mais ce qu'il y a de certain, c'est que c'est justement l'ablation de l'ovaire qui les a provoquées ».

Pareille remarque est faite par Weiss dans la *Wien. medic. Press* (juin 1890) ; il s'agit d'un homme de 43 ans, chez lequel il a observé une série de troubles nerveux à la suite d'une double castration pratiquée pour une orchi-épididymite tuberculeuse. Les troubles se sont manifestés trois mois environ après l'opération.

Gaillard, Thomas, Spencer Wells, L. Tait, Werth citent des cas analogues.

S'il fallait une preuve irréfutable de l'impuissance de l'appareil génital à créer l'hystérie, on la trouverait dans ces deux observations prises au hasard au milieu de tant d'autres.

Nous ne nions pas qu'il existe des phénomènes réflexes variés partant du système utéro-ovarien et faisant ressentir leur influence dans toute l'économie. S'agit-il de nutrition défectueuse des centres nerveux, de dépression générale de l'organisme rendant le système nerveux plus accessible aux impressions et aux perturbations ? Il est impossible de le dire.

[1] Communication orale, 5 mars 1884.

Guinon avance qu'en thèse générale le chirurgien n'a jamais à intervenir chez les hystériques. Le fait même d'être une lésion *sine materia*, qui caractérise les manifestations de cet ordre, implique un pronostic bénin en un certain sens, bénin toujours *quoad vitam*, bénin en ce sens que l'accident est susceptible de guérison. A la manifestation elle-même, le chirurgien ne devra jamais toucher, ni pour la pallier, ni pour la supprimer, soit en s'attaquant à elle-même, soit en faisant disparaître la partie atteinte d'hystérie locale, quelle que soit la durée ou la gravité de celle-ci.

La clinique parviendra-t-elle à jeter un peu de lumière sur ce point encore obscur de la pathologie des ovaires et des trompes. Etant donné que nous admettons la possibilité de retentir sur le système nerveux de la part d'organes malades, on comprend combien il nous serait utile de pouvoir, à travers les parois abdominales ou par l'ensemble des phénomènes, reconnaître si les ovaires ou les trompes ont subi une altération qui jouerait alors le rôle d'épine et tiendrait une grande place parmi ces agents provocateurs de l'hystérie dont Guinon a fait une étude si remarquable. Malheureusement, pareille constatation est impossible, et avec Magnin on peut dire « qu'après l'ouverture du ventre, l'ovaire en mains, il n'est pas toujours possible de savoir s'il est le siège de lésions pathologiques ou non, ainsi que le prouve le fait suivant, communiqué par Terrier à la Société de Chirurgie. Après avoir excisé un ovaire qui présentait macroscopiquement toute l'apparence d'un organe en voie de dégénérescence kystique, il pria M. le professeur Ranvier et M. Malassez d'avoir l'obligeance d'en faire l'examen micrographique. Ces Messieurs n'y trouvèrent aucune altération pathologique ».

Que deviennent dès lors les indications données par Spencer Wells, Hegar et Battey, dont la compétence en gynécologie ne saurait être contestée, dans l'*American Journal of medical Sciences* (octobre 1886), indications basées principalement sur l'altération pathologique des organes génitaux ?

La question se pose de la manière suivante : L'ovaire présente-t-il ou non des phénomènes qui permettent de croire que c'est à lui qu'il faut attribuer les accidents nerveux ?

Pour résoudre cette question, le diagnostic a besoin d'être très précis, très exact ; c'est un travail des plus délicats, celui qui consiste à s'assurer de la région, du point ovarique, du siège minutieux des douleurs, de leur fréquence, du réveil de l'ovarie ; en un mot, dans ce cas si important de pratique, le chirurgien ne saurait montrer trop de réserve.

Si l'examen attentif conclut pour l'affirmative, l'ablation des ovaires doit être faite hardiment, mais pour peu que les faits soient douteux (et ils le seront dans l'immense majorité des cas), on ne doit pas pratiquer une opération aléatoire et entraînant des conséquences fatales pour la femme et pour l'espèce.

Pour ce qui est des chances de guérison, les observations que nous avons reproduites dans notre deuxième chapitre montrent que d'une part l'hystérie persiste et d'autre part que les attaques et les douleurs sont susceptibles de réapparaître. Verneuil a rapporté à la Société de Chirurgie[1] l'observation d'une femme robuste, de 40 ans, habituée aux exercices du corps et de constitution goutteuse. A la suite d'une chute de cheval, apparut chez elle une névralgie utérine. Les douleurs s'aggravèrent sous l'influence des cautérisations du col. La castration fit disparaître immédiatement et d'une manière complète les douleurs. Mais, dix jours après, elles revinrent aussi intenses. La malade réclamait l'ablation de l'utérus, qu'un chirurgien simula. Cette femme ne fut qu'à moitié dupe de la supercherie. Elle vint voir Verneuil en lui disant qu'on lui avait enlevé une partie de son utérus ; elle réclamait une ablation complète de la matrice.

Sims a opéré une femme qui avait jusqu'à dix-huit crises convulsives dans vingt-quatre heures : l'aura partait de l'utérus

[1] 28 juillet 1886.

pour irradier vers les ovaires. La malade a guéri de l'opération, mais les convulsions ont persisté.

OBSERVATION XVI.

Hystérie. — Castration. — Persistance de l'hystérie et des attaques (Vander Verr, *The american Journal of obstetric*, janvier 1887).

Miss B..., âgée de 33 ans, a été opérée par L. Tait en septembre 1884. Sujette à des crises d'hystérie depuis l'âge de 13 ans ; les attaques surviennent avant les périodes menstruelles qui sont parfaitement régulières : l'écoulement sanguin est peu abondant. — Santé bonne jusqu'à la puberté, très mauvaise après 12 ans. — Principal symptôme, une douleur des plus pénibles que calme la menstruation. — Utérus infantile, en antéflexion, ovaire droit augmenté de volume, ovaire gauche ne peut être senti. De tels cas sont fréquents en Angleterre, et la vie des malades, du commencement à la fin de la menstruation est une longue agonie.

L'examen des ovaires montra le droit kystique, le gauche petit et ratatiné. La malade resta hystérique et eut pendant la convalescence une crise avec perte complète de connaissance. — L'année suivante, elle eut plusieurs attaques et ressentit dans le bassin toutes ses anciennes douleurs.

OBSERVATION XVII.

Douleurs iliaques. — Ablation d'ovaires normaux (Reamy, *The american Journ. of obstetric.*, 1888, vol. XXI).

Une jeune femme mariée souffrait depuis deux ou trois ans du côté gauche avec gonflement du ventre. Elle avait été vue par plusieurs neurologistes distingués, et, aucun remède autre que l'ablation des ovaires ne pouvant la soulager, les amis de la dame la décidèrent à subir l'oophorectomie. — Un examen des plus minutieux révéla une augmentation de volume dans la région de la trompe du côté affecté, et l'on porta le diagnostic probable d'hydro-salpingite. La malade se décida enfin à l'opération.

Quand les annexes de l'utérus furent examinées, on les trouva parfaitement saines. La convalescence fut très lente, et de longtemps il n'y eut pas d'amélioration. Finalement, la malade revint peu à peu à la santé.

OBSERVATION XVIII.

Grande hystérie. — Castration. — Amélioration momentanée. — Retour des crises, par Mundé (*The american Journal of obstetric*, 1888).

Miss X..., 20 ans, avait été soignée par le médecin de la famille, praticien très intelligent, pendant plusieurs années pour des attaques d'hystéro-épilepsie qui avaient débuté à 14 ans, au moment des premières règles. Les traitements les plus variés, médical, électrique, hygiénique, avaient été employés sans profit. L'année dernière, elle avait consulté un spécialiste distingué qui avait conseillé l'ablation des ovaires. Je la vis bientôt après et refusai l'opération jusqu'à ce que des efforts plus prolongés eussent été faits pour la remettre.

Finalement, aucun bénéfice n'ayant été obtenu, après une minutieuse consultation avec le médecin, les parents et la malade elle-même, l'opération fut décidée.

Pendant les quelques mois qui suivirent l'ablation des ovaires, les attaques diminuèrent sensiblement; elles recommencèrent bientôt, et, dix mois après, la jeune fille définissait son état absolument le même qu'avant l'oophorectomie.

Il est difficile de se faire une idée juste de la gravité de la castration en tant qu'opération, en consultant les statistiques publiées, car, comme le faisait remarquer Porak à la Société obstétricale et gynécologique de Paris (9 juin 1887), si l'on se hâte de publier les castrations qui ont réussi, on est moins pressé de faire connaître les opérations qui se sont terminées d'une façon tragique. Ce reproche s'adresse surtout à Magnin, qui, dans sa Thèse, a mis de côté les cas mortels.

Voyons néanmoins quelques chiffres : Budin a rassemblé 32 opérations pratiquées par Battey, Sims, Trenholme, Hegar Gaillard... il y a eu 6 morts, soit 18 % de mortalité.

Chiara et Tauffer espèrent que, grâce aux améliorations du manuel opératoire et des précautions antiseptiques, on parviendra à abaisser la mortalité jusqu'à 10 %.

Viedow donne un pourcentage de 19 %. Spiegelberg reconnaît un décès par 4 opérations. Battey, au Congrès de Londres de 1881, admet une mortalité de 22 %. Freund a fait 6 castrations avec un décès. Menzel a exécuté 11 fois l'oophorectomie et a eu 2 morts ; enfin Lawson Tait a fait l'ablation des annexes 413 fois, la mortalité de ses opérations est inférieure à 3 %.

Nous ne parlerons pas des complications qui surgissent au cours de l'opération ou quelques jours après et qui viennent rendre le pronostic encore plus sombre.

En prenant pour base la mortalité de 10 %, quand il s'agit d'ovaires et d'organes sains, on ne peut méconnaître que l'oophorectomie reste une opération grave. « On ne devra jamais l'oublier lorsqu'on sera sollicité à la pratiquer », ajoute Porak.

Nous n'admettons jamais l'opération sur des organes sains : le chirurgien, dans ce cas, doit s'effacer et laisser la place au médecin. En agissant autrement, on pourrait glisser sur une pente fatale et se laisser entraîner trop loin.

Il existe à Paris, dit Legrand de Saulle, cinquante mille hystériques dont dix mille ont des attaques. Allons-nous nous mettre à châtrer des femmes qui sont pour la plupart en pleine vie génitale ?

Et quand il s'agira d'ovaires malades, l'ablation n'en pourra être proposée que si tous les autres moyens thérapeutiques ont été épuisés et sont restés infructueux. C'est l'avis de Battey, d'Emmet et de nombreux oophorectomistes.

Polaillon rapporte qu'il n'a rencontré que deux fois l'indication nette d'enlever les ovaires sains. Dans les deux cas, les douleurs correspondant à la région ovarienne étaient atroces ; dans l'un, le moindre contact, celui de l'étoffe la plus légère, devenait intolérable, il y avait tendance à la vésanie. Dans les deux cas, il proposa l'opération, mais en indiquant très nettement quelle était sa gravité, l'oophorectomie fut refusée. « Certes si l'on voulait, on pourrait en quelque sorte opérer *par surprise*, mais quel chirurgien consciencieux consentirait à accepter une telle règle de conduite, surtout quand on n'a pas la certitude que la guérison sera obtenue ! Il existe des observations nombreuses qui prouvent que souvent le résultat a été nul, parfois fâcheux, que dans quelques circonstances la mort a été la conséquence de l'opération. *Il y a donc tout avantage à ne pas se presser* [1]».

On ne saurait donc trop blâmer la conduite d'opérateurs qui ont enlevé les ovaires à des femmes, le lendemain, le surlendemain du jour où ils les visitaient pour la première fois. Dawson Cushier, Spiedacci, ont pratiqué la castration quelques heures après avoir vu les malades.

Tissier cite l'histoire intéressante d'une cliente de Cézilly. Cette jeune femme, qui n'avait jamais eu recours aux bons offices de son médecin que pour des indispositions futiles, va à Londres et consulte, étant un jour mal à l'aise, un médecin qui apprend que les époques menstruelles étaient ordinairement marquées de quelque malaise. L'ablation des ovaires fut pratiquée peu de jours après.

Ce fait se passe de commentaires.

« Quelques-uns de ceux qui ont enlevé les ovaires, écrit Skence Keith[2], ne savaient pas ce que peut faire la nature, secondée par un traitement local approprié et par un traitement général, pour faire disparaître les troubles pelviens. Ils étaient trop impatients, et ils n'ont pas voulu accorder à la *vis medicatrix naturæ* quelques semaines pour guérir un mal qui avait été en progressant pendant plusieurs années. »

Notre avis est qu'avant de penser à la castration, il faut que tous, absolument tous les moyens propres à guérir la femme aient été essayés et reconnus insuffisants. Alors seulement, on aura

[1] Société obstétricale et gynécol. de Paris, 9 juin 1887.

[2] Edimburg med. journ., march 1887.

le droit de songer à l'opération et de peser les avantages et les inconvénients qui en résulteront; avant même de prendre une décision, une consultation d'hommes autorisés sera nécessaire; Terrier dit que le chirurgien devra toujours s'adjoindre un médecin habitué à la recherche des signes d'hystérie, le conseil d'un neuro-pathologiste étant indispensable. Si la castration paraît l'*ultima ratio*, il faudra montrer à la malade et à sa famille toutes les conséquences de l'ablation des ovaires et ne pas leur cacher que la stérilité en est le résultat certain.

En agissant ainsi, on ne s'exposera pas comme récemment deux chirurgiens de Liverpool à recevoir de la part des maris irrités une demande de dommages ou des témoins. Ce résultat imprévu de l'oophorectomie est rapporté par More Madden[1], qui ajoute que le consentement des malades n'est valable qu'à la condition qu'elles apprécient exactement toute la portée de la castration.

Ce n'est pas encore assez d'avoir fait accepter l'opération, ce n'est pas assez d'avoir exigé de sa cliente une attestation écrite qu'elle réclamait avec insistance la castration pour se croire en droit d'opérer. Porak va plus loin, et nous ne saurions mieux terminer notre travail que par ses remarques pleines de justesse: «On se trouve quelquefois en face de malades qui sollicitent, réclament l'opération, et il ne suffit pas d'avoir obtenu le consentement des malades, même après leur avoir montré les risques qu'elles courent. On ne doit se laisser guider que par l'appréciation de la gravité du pronostic [2].»

[1] Medical record, 18 sept. 1886.

[2] Soc. obst. et gynéc. de Paris, 9 juin 1887.

CONCLUSIONS.

I. L'ablation des annexes de l'utérus ne saurait être regardée comme le traitement de l'hystérie.

II. C'est une opération grave : elle expose à la mort, établit la ménopause et abolit la fonction reproductrice de la femme.

III. On n'a le droit d'y songer que lorsque tous les autres moyens thérapeutiques ont échoué. Encore faut-il que les ovaires ou les trompes offrent un état pathologique capable de retentir sur l'économie et de déterminer par voie réflexe l'apparition de troubles nerveux exceptionnellement intenses.

APPENDICE

Notre Thèse était imprimée quand a paru le Compte rendu de la séance du 1er avril 1891 du cinquième Congrès français de Chirurgie, tenu à Paris. Dans cette séance ont été discutés les résultats éloignés de l'extirpation des annexes de l'utérus dans les affections non néoplasiques de ces organes. Nous nous bornons à rapporter les opinions des divers orateurs, nous trouvant dans l'impossibilité absolue de remanier notre troisième chapitre. Nous nous occupons seulement de la castration pour troubles nerveux, et nous sommes heureux de constater que nos conclusions ne sont en rien infirmées par ce que nous venons de lire dans le numéro du 4 avril 1891 de la *Semaine médicale*.

Sir Spencer Wells (de Londres). — Ainsi que je le démontre dans une publication récente (*Chirurgie abdominale moderne*, mars 1891), on fait actuellement abus de l'oophorectomie. Ma conviction, confirmée par Battey dans une lettre récente, est que, si les indications sont fréquentes pour néoplasmes, elles sont rares pour les affections non néoplasiques.

Lawson Tait (de Londres). — Relativement à la castration pour troubles nerveux, je dirai bien haut que je n'ai pas été de l'avant dans cette direction, mais j'ai peut-être été trop prudent. Je ne suis intervenu que dans des cas désespérés, devant les supplications des malades, de leur famille et des médecins, mais je crois que dans l'avenir il y aura beaucoup à faire dans cette voie, *quand on pourra délimiter les cas auxquels convient l'application de cette méthode.*

M. Jacobs (de Bruxelles). — Nos conclusions sont les suivantes :

. . . .

3° Chez les femmes nerveuses, la castration apporte rarement des modifications.

M. Bouilly (de Paris) n'admet pas l'intervention pour accidents nerveux.

M. Richelot (de Paris). — Je pense que le résultat thérapeutique dans les affections légères ne peut être moins bon que dans les graves, *mais à la condition de ne pas faire de laparotomie inutile, et que, le diagnostic étant bien posé, on n'enlève que des annexes qui seront la vraie cause du mal.*

. . . .

Huitième groupe: *Névralgies, hystérie vraie.* Je termine par le côté le plus délicat et le plus dangereux de la question, et je supplie mes confrères de ne pas aller au delà de ma pensée... Il s'agit de névralgies fixes, violentes, à exacerbation, ayant pour siège des organes parfaitement sains.

Voici les faits: chez une malade, la persistance et l'acuité d'une douleur fixe à gauche m'engagent à une castration unilatérale suivie de la suppression radicale de la névralgie rebelle; chez une autre, véritable impotente, atteinte depuis cinq ans de violentes douleurs toujours nettement localisées du côté gauche, l'ablation de l'ovaire correspondant a amené une guérison instantanée et complète. Une troisième malade avait subi le curettage utérin, le raccourcissement des ligaments ronds et souffrait toujours sans localisation précise. L'ablation de l'utérus et des ovaires, organes tous sains, réussit à souhait. Enfin j'oserai citer un cas d'hystérie vraie sans douleurs ni lésions ovariennes, modifié très heureusement par la castration. N'allez pas croire que je cherche à renouveler cette tentative, je me borne à citer ce fait, et *je prie en grâce mes collègues de ne pas me faire dire que l'ablation des ovaires sains est une opération courante et souvent justifiée, ni que la castration ovarienne est un traitement normal de l'hystérie.*

M. Bazy. — Je désire communiquer deux observations de laparotomie pratiquée chez des hystériques et pour remédier à des accidents hystériques.

Dans un premier cas, il s'agissait d'une malade de 23 ans, sujette à des crises consistant en douleurs dans le côté droit du bas-ventre avec claquement de dents et vomissements durant dix à quinze minutes, et revenant plusieurs fois dans la journée. Traitée inutilement par les calmants, l'électricité, l'hydrothérapie, elle était venue me demander qu'on guérît son ventre.

L'examen révélant de l'immobilité de l'utérus, la laparotomie fut pratiquée, mais les ovaires et les trompes étant absolument plaqués contre le petit bassin par des adhérences nombreuses, épaisses et anciennes, je me bornai à détacher les adhérences utérines, ne voulant pas, en vue d'un résultat aléatoire, rendre l'opération grave. Les suites furent bonnes ; les douleurs diminuèrent tout d'abord, mais j'ai appris qu'elles étaient *en grande partie revenues.*

Dans l'autre cas, il s'agissait d'une femme de 40 ans, qui avait eu une attaque d'hémiplégie hystérique survenue à la suite d'une émotion et qui avait disparu, après treize mois, à la suite d'une autre émotion. Depuis février 1889, elle était atteinte de paraplégie avec contracture en flexion et anesthésie absolue.

Le Dr Ballet, qui la soignait, me l'adressa : je constatai, dans les deux annexes, l'existence de petites tumeurs et, comme l'abdomen était le siège de phénomènes douloureux, je fis la laparotomie et j'enlevai les deux ovaires, qui étaient kystiques, et les trompes, qui contenaient chacune un kyste. Les suites opératoires furent parfaites ; les résultats thérapeutiques aussi, car la contracture disparut, la sensibilité revint ; actuellement, la malade peut marcher, et l'amélioration va s'accentuant tous les jours.

La conclusion que je veux tirer de ces cas, c'est que dans l'hystérie une intervention chirurgicale ne me paraît permise qu'autant qu'on constate *des lésions du côté des annexes*. Et, dans tous les cas, l'hystérie étant *une maladie à manifestation multiple et à récidive*, si on faisait la laparotomie, *on ne serait autorisé à enlever les annexes que si celles-ci étaient altérées.*

TABLE DES MATIÈRES.

PUBLICATIONS DU MÊME AUTEUR

Kyste multiloculaire de l'ovaire gauche (*Gaz. hebd. des Sc. méd. de Montp.*, 1888, nº 32).

De l'ablation des glandes lacrymales orbitaires dans les larmoiements incoercibles (*Montp. méd.*, octobre 1889).

De l'ablation des glandes lacrymales palpébrales (*Montp. méd.*, juin 1890).

Un cas de délire de convalescence de fièvre typhoïde (Idée fixe du mariage) ; février 1891.

De la fièvre initiale des tuberculeux et de son traitement ; leçons de M. le professeur Grasset, recueillies et publiées par M. Castagné (*Montp. méd.*, décembre 1890 et janvier 1891).

Le Traitement de la tuberculose par la méthode de Koch ; leçon de M. le professeur Grasset, recueillie et publiée par M. Castagné avec le Dr Jeannel, chef de clinique médicale (décembre 1890).

Deux cas d'irritation sympathique traités par l'énucléation du globe oculaire. — Tumeurs dermoïdes congénitales de la conjonctive. Un cas d'otoméningite aiguë consécutive à la grippe (Communications à la *Société de Médecine et de Chirurgie pratiques* 1889-1891).

www.ingramcontent.com/pod-product-compliance
Ingram Content Group UK Ltd.
Pitfield, Milton Keynes, MK11 3LW, UK
UKHW022127190726
13855UKWH00003B/1057

9 782012 867314